T0194830

Gesundheit zwischen Fasten und Fülle

Ulrike Gebhardt

Gesundheit zwischen Fasten und Fülle

Warum Nahrungsverzicht Gehirn, Geist und Körper jung hält

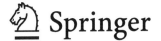 Springer

Ulrike Gebhardt
Hildesheim, Deutschland

ISBN 978-3-662-57989-3   ISBN 978-3-662-57990-9 (eBook)
https://doi.org/10.1007/978-3-662-57990-9

Die Deutsche Nationalbibliothek verzeichnet diese Publikation in der Deutschen Nationalbibliografie; detaillierte bibliografische Daten sind im Internet über http://dnb.d-nb.de abrufbar.

Springer

Umschlaggestaltung: deblik Berlin
Fotonachweis Umschlag: © Rawf8 / stock.adobe.com

Springer ist ein Imprint der eingetragenen Gesellschaft Springer-Verlag GmbH, DE und ist ein Teil von Springer Nature.
Die Anschrift der Gesellschaft ist: Heidelberger Platz 3, 14197 Berlin, Germany

Vorwort

Sie werden es schnell merken, dieses Buch hat keine Fasten-
ärztin geschrieben; auch keine Journalistin, die sich für die
Recherche mehrere Wochen lang in eine Fastenklinik bege-
ben hat. Ich bin Biologin (und Wissenschaftsjournalistin)
und, ja, stand dem Fasten bisher eher kritisch gegenüber.
Also habe ich es so gemacht wie immer: Fakten gesammelt
und mich dem Thema aus verschiedenen Richtungen einfach mit wissenschaftlicher Neugierde genähert. Das ist genau das, was ich an meinem Beruf so mag.

Dabei habe ich mich leiten lassen von einem Grundprinzip des Lebens. Leben ist Wechsel, Wandlung, Bewegung,
kein starrer, vermeintlich stabiler Zustand. Es muss einen
Wechsel geben, damit Leben überhaupt entstehen kann,
damit Leben gelingen kann.

Ein Fenster, durch das dieses Buch schaut, ist der Wechsel zwischen Fülle und Verzicht; auch dies ein Grundprinzip des Lebens, ohne das Leben nicht gelingen kann. Diese
Tatsache wird in unserer Gesellschaft heute gerne einmal
beiseite geschoben, wo die Devise lautet: Immer alles und
immer mehr!

Vieles – Nahrung, Konsumgüter, Licht, Wärme – ist für viele von uns andauernd verfügbar. Doch dafür sind wir nicht gebaut. Wir brauchen auch die Begrenzung. Wir brauchen bei all der Fülle, die wir genießen dürfen, auch immer wieder den Verzicht: beides wie zwei Pole, zwischen denen sich unser Leben abspielt. Fehlen Begrenzungen, geht die Balance verloren, und wir gehen unter im Zuviel. Verlieren das Maß, Herzleiden, Diabetes und Demenz können auf körperlicher Ebene folgen, wenn wir aus dem Lot geraten.

In diesem Buch geht es also nicht um eine spezielle Diät. Es geht auch nicht um Methoden, die uns zum optimalen BMI oder der idealen Kleidergröße verhelfen. Es geht um etwas sehr Banales, aber Entscheidendes, den Wechsel.

Der Text gliedert sich in drei Teile. Der erste Teil „Fülle" beschäftigt sich mit dem Überfluss, in dem wir leben, mit dem, was wir an Nahrungsmitteln tatsächlich brauchen, mit dem Altern und welchen Einfluss unsere Ernährung auf das Altern und auf neurodegenerative Erkrankungen wie die Alzheimer-Demenz oder die Parkinson-Erkrankung hat.

Im zweiten Teil geht es um den Verzicht. Der Blick ins Tierreich soll zeigen, woher wir kommen und mit welchen Fähigkeiten Lebewesen ausgestattet sind, um Phasen des Verzichts durchzustehen – auch wir. Womöglich ist da bei all den Zugvögeln, Schildkröten und Pinguinen die Begeisterung etwas mit mir durchgegangen. Aber schließlich verdanken wir den Großteil unseres Wissens über die Effekte des Fastens Beobachtungen an unseren tierischen Verwandten.

Der dritte Teil „Wechsel zwischen Fülle und Verzicht" zeigt, wie sich das Fasten in unsere moderne Lebensweise „einbauen" lässt. Dabei ist mir aufgefallen, dass jeder für sich aufgefordert ist, zu spüren, welche Variante des Verzichts für die eigene Konstitution oder Lebensphase gerade gut und geeignet ist. Fasten als Allheilmittel, als Konzept für die Masse, das funktioniert hier überhaupt nicht. Jedes Individuum muss da selbst für sich schauen.

Ich für mich habe beschlossen, weniger süß zu essen und ein längeres Übernachtfasten (durch ein frühes Abendbrot und/oder ein spätes Frühstück) einzuhalten. Ich traue meinem Körper zu, für eine etwas verlängerte Phase von seinen Reserven zu leben. Zwei Strategien des Verzichts, die für meine Person gerade passen. Eine kleine, für manchen von uns vielleicht trivial klingende Kurskorrektur. Keine große Sache. Mir geht es gut damit, ich weiß nun auch, warum.

Wenn auch Sie als LeserIn bei der Lektüre meiner kleinen Wissenssammlung ein paar Aha-Erlebnisse haben, wäre das prima. Wenn Sie sogar ein anderes Gespür oder mehr Vertrauen für bzw. in Ihren Körper bekommen, würde mich das sehr freuen

Ich danke den Mitarbeiterinnen von Springer für die professionelle Begleitung des Buches, insbesondere Monika Radecki, Claudia Bauer, sowie deren externer Lektorin Michaela Mallwitz.

Ulrike Gebhardt

Inhaltsverzeichnis

Teil I

Fülle

1

Leben in der Fülle

Ein Mensch wird nicht lange leben, wenn er dreierlei nicht weiß: was zu viel für ihn ist, was zu wenig für ihn ist, und was genau richtig für ihn ist. (Ostafrikanisches Sprichwort)

> **Zum Einstieg**
>
> Fast jeder von uns wird sie kennen, die Sorge: was, wenn meine Eltern, meine Partnerin/mein Partner, was wenn ich eines Tages „den Kopf verliere", dement werde? Dabei sind wir der Sache nicht komplett hilflos ausgeliefert. Wir können etwas tun. Die naturgegebenen Rhythmen zu akzeptieren, unter denen sich unser Körper und damit auch unser Gehirn entwickelt hat. Gelegentlich zu fasten, ist eine Möglichkeit, dies zu tun. Das fällt schwer, in einer Gesellschaft der Grenzenlosigkeit.

1.1 Leben ist Wechsel

Jeden Tag Weihnachten, das ganze Jahr hindurch Ferien, alle Lieben ständig um uns herum – manchmal wünschen wir uns ein Dauerhoch, dabei wissen wir genau: Lebendig macht uns das Besondere, das, was sich aus dem Einerlei des Alltags abhebt. Der Wechsel setzt uns in Bewegung, fordert heraus, macht kreativ.

© Springer-Verlag GmbH Deutschland, ein Teil von Springer Nature 2019
U. Gebhardt, *Gesundheit zwischen Fasten und Fülle*,
https://doi.org/10.1007/978-3-662-57990-9_1

Ewig jung, immer gut drauf, nur Lust und keine Last – scheint ein Normalzustand zu sein, wenn man die lächelnd in Szene gesetzten Stars unserer Tage anschaut, der Werbung glaubt. Dabei wissen wir alle: Wir sind unterschiedlich drauf, haben unsere guten und weniger guten Zeiten, mal mehr, mal weniger Lust.

So ist die Natur, so ist das Leben angelegt, so sind wir angelegt. Unser Körper schwingt im Rhythmus der Natur, im Rhythmus der Tage, der Monate, der Jahre, und das ist gut. Es gibt Wachsen und Vergehen. Wird dieser Rhythmus ignoriert, gibt es Probleme, Körper und Seele leiden, die Rhythmus haben, die Rhythmus brauchen.

Und unser Gehirn mag den Wechsel, den Rhythmus auch. Es ist sogar sein Job (viel mehr als all die „Denkarbeit"), Rhythmus zu schaffen, Hormone auszuschütten, Appetit zu entfachen, auf das, was der Körper gerade braucht, vielleicht etwas Salziges oder Süßes, etwas Frisches oder Fettiges, das System in Balance zu halten, in sich und mit der Umwelt.

Die Devise unserer Wohlstandsgesellschaft lautet dagegen: Immer alles und immer mehr. Alles, was das Herz begehrt, immer und überall online bestellbar. Alles, was der Magen begehrt, immer und überall verfügbar. Der ganze Organismus leidet unter der Grenzenlosigkeit, die keine Freiheit ist – Herz und Hirn werden krank.

Die vergessliche Gesellschaft

Dass so viele Menschen hierzulande ihren Kopf „verlieren", vergesslich, gar dement werden, ist nicht nur Schicksal. Wir können etwas tun. Begreifen, in welcher Kultur wir leben, und entscheiden, ob wir mitmachen wollen, im Einerlei des grellen Konsums oder uns etwas zutrauen, unserem Körper zutrauen, was er ohnehin kann. Auch mal „ohne", statt immer nur „mit", genießen und verzichten. Wir können das, und unser Gehirn braucht das.

Die Evolution des menschlichen Gehirns sei stark vom Druck knapper Nahrungsressourcen beeinflusst gewesen, sagt Mark Mattson vom Laboratory of Neuroscience des National Institute on Aging in Baltimore (Raefsky und Mattson 2017). Mattson, einer *der* Fastenforscher weltweit, ist der Ansicht, dass sich die aktuell zur Epidemie ausbreitenden neurodegenerativen Erkrankungen durch den Verzicht, durch das Fasten eindämmen lassen.

In Deutschland leben aktuell fast 1,6 Millionen Demenzkranke, zwei Drittel davon sind Alzheimer-Patienten. Da die Lebenserwartung steigt, gibt es aktuell auch immer mehr Demenzkranke. Die Demenz nimmt in absoluten Zahlen aktuell noch zu. Betroffen sind hierzulande hauptsächlich die Generationen, die den Zweiten Weltkrieg erlebt haben oder kurz nach dem Krieg geboren wurden: Menschen, von denen die meisten nach den schlechten Zeiten einen unglaublichen materiellen Aufstieg erlebt haben (Nicoll 2016).

Doch wenn man sich jüngere Bevölkerungsgruppen anschaut, geht das Risiko zurück. Menschen, die heute beispielsweise 40 Jahre alt sind, werden in höherem Alter nicht mehr so häufig an einer Demenz erkranken, wie das aktuell der Fall ist. Die Gründe hierfür sieht der Psychiater Robert Perneczky von der Ludwig-Maximilians-Universität in München in einer besseren Lebensführung, bei der auf Bewegung und eine gesunde Ernährung geachtet werde (Deutsche Apotheker Zeitung DAZonline 2017).

Nach Ansicht des Neurobiologen Gerald Hüther würden wir nicht deshalb dement, weil unser Gehirn abbaut. Sondern weil unsere Art und Weise zu leben so viele Menschen daran hindere, **die Selbstheilungskräfte ihres Gehirns zu aktivieren**. „Das können wir ändern", sagt Hüther (Hannoversche Allgemeine Online 2017). Begeisterungsfähig bleiben sei wichtig, weniger und besser essen, sich bewegen und sich nicht an dem orientieren, was andere für wichtig halten.

1.2   Leben im Überfluss

Ein durchschnittliches, nicht besonders großes Einkaufs-
center in Deutschland hat heute rund 10.500 verschiedene
Artikel in seinem Sortiment (Stand 2012). Die meisten Regale füllt das Trockensortiment (Mehl, Nudeln, Konserven). Der Kunde hat außerdem die Auswahl zwischen 1020
Milchprodukten, 400 verschiedenen Fleisch- und Wurst-
waren, 260 Obst- und Gemüseartikeln, 220 Brotprodukten
und 200 Fertigmahlzeiten (statista 2012).

Vergleicht man den Zustand heute mit den längst vergangenen Zeiten in der Geschichte der Menschheit, befinden wir uns, was die Versorgung mit Lebensmitteln anbe-
trifft, aktuell in einem Paradies. Und wohin es den Menschen
in diesem Paradies immer wieder zieht, zeigt die Statistik
eindeutig: zu den Süßigkeiten und zum Fleisch. Mit Süß-
waren machte der Lebensmitteleinzelhändler 2015 den
größten Umsatz (13,5 Milliarden Euro), gefolgt von alko-
holfreien Getränken (10,5 Milliarden Euro) und Wurst
(8,7 Milliarden Euro) (statista 2016).

Die Lust auf Fett und Zucker
Der Mensch sei ein allesfressender Primat geblieben, der
von Fett und Zucker angezogen wird, schreibt der Soziologe Jean-Claude Kaufmann in seinem Buch „Kochende
Leidenschaft – Soziologie vom Kochen und Essen" (Kaufmann 2006). Und nach diesen Vorlieben sind dann meist
auch all die bunten Berge zusammengestellt, die wir Jäger
und Sammler nach einem erfolgreichen Streifzug durch die
prall gefüllten Regale auf das Förderband legen.

Damit der Warentransfer noch glatter vonstatten geht,
wird es – zumindest nach den Vorstellungen des US-
amerikanischen Giganten Amazon – selbst die Kassen und
Förderbänder bald nicht mehr geben. Zu Testzwecken eröffnete vor kurzem in Seattle der Supermarkt „Amazon Go".

Beim Betreten wird der Kunde über eine auf dem Handy installierte App registriert, ebenso jeder Artikel, den er in seinen Einkaufswagen legt. Am Ausgang wartet keine Kassenschlange, sondern nur eine kleine Schranke, die sich öffnet, sobald man das Handy erneut vorzeigt. Schöne, neue Einkaufswelt!

Tierschützer fordern eine artgerechte Haltung für Tiere, aber lebt der Mensch, lebe ich eigentlich artgerecht? Süß, fettig, salzig, immer und überall zu essen, ist es sicher nicht. Bis vor wenigen Jahrzehnten sei es eher die Regel menschlichen Lebens gewesen, dass Essen nicht rund um die Uhr zur Verfügung stand, schreibt der Arzt Andreas Michalsen von der Abteilung für Naturheilkunde am Immanuel Krankenhaus in Berlin (Michalsen 2017). Es gab wechselnde Ernten und allzu oft auch Kampf um das Essen. Unser Körper habe sich auf diesen regelmäßigen Mangel in seiner genetischen Entwicklung hervorragend eingestellt, heißt es in Michalsens Buch „Heilen mit der Kraft der Natur".

Und offenbar könne unser Körper eher mit Mangel fertig werden als mit Überfütterung.

1.3   Woher wir kommen – eine kleine Reise in die Vergangenheit

All die Grilldämpfe, die uns im Sommer in Gärten und an Badeseen entgegenschlagen, sind rauchende Überbleibsel aus grauer Vorzeit. Vor wohl einer Million Jahren gelang es den Frühmenschen, Feuer zu kontrollieren – ein Wendepunkt, der Überlebensvorteile verschaffte. In einer „Zivilisation der Verbrennung" vergrößerte sich die Nahrungsvielfalt, Nahrungsmittel konnten gekocht werden, und man war mit dem Essen auch schneller durch. Während

Schimpansen fünf Stunden am Tag damit verbringen würden, auf ihrer Rohkost herumzukauen, reiche den Menschen mit ihren gekochten Speisen eine Stunde, schreibt Norbert Nicoll (2016).

Mit Beginn des Ackerbaus vor 10.000 bis 20.000 Jahren erhöhte sich zwar die Menge an Nahrungsmitteln, deren Vielfalt nahm jedoch ab. Die Jäger und Sammler wurden Ackerbauern und Viehzüchter, die nun nicht mehr mit, sondern von der Natur leben. Je nach geografischem Lebensraum und Jahreszeit sammelten die Menschen nicht mehr nur Wildpflanzen und Früchte, fingen Fische und jagten Wild, sondern bauten nach und nach mehr Getreide an, hielten Schafe, Ziegen, Schweine, Rinder und bevorrateten sich. Dadurch konnten mehr Menschen auf engerem Raum beieinander leben.

Das Leben ursprünglich lebender Völker als Blick in die Vergangenheit

Der Speiseplan von Naturvölkern, gegenwärtig lebender Jäger und Sammler, gibt einen Einblick, wie eine ursprüngliche, mit den Gegebenheiten und Rhythmen der Natur in Einklang stehende Ernährungsweise ausgesehen haben könnte. Der Anteil pflanzlicher und tierischer Nahrungsmittel – und damit auch die Versorgung mit Nährstoffen – schwankt in Abhängigkeit von der Jahreszeit und dem Lebensraum. Pflanzliche Produkte füllen die Mägen der Menschen in einer Bandbreite von 0 (!) bis 85 % des Speisezettels, Lebensmittel tierischer Herkunft zwischen 15 und 100 % (Ströhle und Hahn 2006)

So ernährte sich das nomadische ostafrikanische Hirtenvolk der Massai ursprünglich fast ausschließlich von tierischer Nahrung, Kuhmilch und Rinderblut. Auch die Inuit ergänzten die Mahlzeiten nur im Sommer mit gesammelten Beeren, ansonsten lebten sie von Robbenjagd und

Fischfang. In Südasien leb(t)en die Menschen dagegen fast ausschließlich vegetarisch oder vegan.

Im Norden Tansanias, in der Nähe des Eyasi-Sees, leben auch heute noch 200 bis 300 Menschen aus der Volksgruppe der Hadza sehr traditionell. Die Männer sind zu Fuß, mit Bögen und kleinen Äxten bis zu 13 Kilometer am Tag unterwegs, um Wild zu jagen und Honig zu suchen. Fleisch macht etwa ein Fünftel der Nahrung aus. Die Frauen der Hadza ziehen täglich in Grüppchen los und sammeln Wurzelknollen, Beeren und Früchte des Affenbrotbaumes. In der Trockenzeit essen die Hadza überwiegend Fleisch, in der Regenzeit dagegen Honig, viel Grünzeug, Beeren und andere Früchte (Pontzer et al. 2012).

Vom altägyptischen Markt zum preußischen Bürgerhaushalt

In Stein gehauene Speisefolgen in einem 4500 Jahre alten ägyptischen Grab geben uns einen Einblick, wie reichhaltig zumindest der wohlhabende Adel damals lebte. Krüge und Gefäße mit drei Sorten Bier, fünf verschiedenen Weinen und Milch sind dargestellt. Tische sind mit vielerlei Gemüse, Obstsorten, Tauben, Fleischarten, verschiedenen Gänsen, Weizen, Gerste, vielfältigem Gebäck und 17 unterschiedlichen Brotsorten belegt (Wildung 1995). Der Grabherr, ein Hofbeamter namens Debehni, konnte sich, laut der Steintafeln, an insgesamt 95 verschiedenen Kostbarkeiten erfreuen.

Ein geradezu luxuriöses Angebot im alten Ägypten im Vergleich zum Speisezettel eines mittelalterlichen Bauern in unseren Breitengraden. Was vor Hunderten von Jahren auf den Tisch kam, hing allein davon ab, wie die Ernte ausfiel. Es gab Rüben, Linsen, Bohnen, Kohl, Sauerkraut, Hanf, Grütze, Mus, Brei, Haferbrot und saures Bier. Kaum Fleisch und Fisch, denn das Recht zu jagen und zu fischen, hatte meist nur der Adel.

Je nach dem, wie groß der Reichtum war, gönnte man sich neben ortsüblichen Köstlichkeiten auch Speisen aus der weiten Welt: Kaffee, Tee, Zucker (18. Jahrhundert), Mandeln, Datteln, Zimt, Rosinen, Nüsse und Gewürze. Für die Wohlhabenden gab es meist genug. Die kleinen Leute jedoch litten immer wieder Hunger und Not, wenn es Missernten gab oder Kriege und Seuchen ausbrachen.

Die Schriftstellerin Fanny Lewald berichtet in ihren Aufzeichnungen von 1862 sehr detailliert über den Lebenswandel ihres bürgerlichen Elternhauses im preußischen Königsberg. Den 17 Personen, die dort lebten, war keine große kulinarische Vielfalt beschert. Sechsmal in der Woche gab es Eintopf. „Montag Graupensuppe, Dienstag Große Bohnen mit Speck, Mittwoch Sauerkraut, Donnerstag Vizebohnen, Freitag Pfannkuchen, Sonnabend Erbsensuppe", zählt sie in ihren Erinnerungen auf (Waskow und Renner 1996).

Die Ernährung war eben abhängig von der Ernte, der Jahreszeit und den Möglichkeiten, Vorräte für die Winterzeit anzulegen.

Wer diese Möglichkeiten hatte, kellerte Möhren, Kartoffeln und Kohl ein, verarbeitete Äpfel und Birnen zu Dörrobst, kochte Gelee und Pflaumenmus, machte Gurken, rote Beete, Sauerkraut und Heringe in Fässern ein, lagerte durch Pökeln und Räuchern haltbar gemachten Schinken und Wurst.

Die Konservenindustrie und der neue – technische – Umgang mit dem Essen

Die zunehmende Technisierung im 19. und 20. Jahrhundert veränderte die Lebens- und Ernährungsgewohnheiten wie nie zuvor. Die Konservenindustrie machte nun sehr lange haltbar, was ansonsten rasch verdarb. Dadurch entstand ein völlig neuer Umgang mit der Natur und ihren

Produkten. Das Anlegen von Vorräten im Rhythmus mit Natur und Ernte, das einst in jedem Haushalt stattfand, übernahm nun eine Industrie, die zunächst Konserven, später Gefriergut und heute alles, frisch oder konserviert, vorhält und aus der großen weiten Welt herbeischafft.

Und auch die Nahrungsaufnahme an sich schaute man sich zunehmend aus einem technischen Blickwinkel an. Unser Körper als Verbrennungsmotor, der auf die Zufuhr einer gewissen Menge an Treibstoff, Kalorien, angewiesen ist, um reibungslos zu funktionieren. Heute ist dieser technische und zunehmend biochemische Umgang mit dem Essen selbstverständlich. Kalorien werden verbrannt (und gezählt), Protein-, Kohlenhydrat- und Fettgehalte von Nahrungsmitteln bestimmt.

Mahlzeiten stellt sich so mancher heute wegen eines günstigen Fettsäureprofils oder des Gehaltes an gewissen Spurenelementen und sekundären Pflanzenstoffen zusammen. Aber schmeckt das auch? Häufig dominiert das Ernährungswissen über den Appetit, den Geschmack. Die sinnliche Wahrnehmung rückt in den Hintergrund. Wie riecht das, was ich esse, wie schmeckt es, wie fühlt es sich auf der Zunge an, ist es kalt oder warm, trocken oder feucht (Kaufmann 2006)?

1.4   Die Fülle und ihre Folgen

Ungleich verteilt

In der Ausstellung „Was is(s)t die Welt?" zeigt der amerikanische Fotograf Peter Menzel 20 Familien aus aller Welt mit all den Nahrungsmitteln, die sie in einer Woche verbrauchen. Die Bilder machen sichtbar, wie vielfältig die Nahrungsgewohnheiten auf unserem Planeten sind, zeigen aber auch die ungeheure Spannbreite zwischen Hunger auf der einen und Überfluss auf der anderen Seite.

Da sind die Hungernden, die zu arm sind, um sich genügend Nahrungsmittel zu kaufen oder anzupflanzen. Aber auch wer scheinbar genug hat, ernährt sich nicht automatisch gesund. Preiswerte Produkte wie Reis und Brot machen satt, decken aber nicht den Bedarf an lebenswichtigen Vitaminen und Mineralstoffen. Es gibt den verborgenen Hunger (auch in Deutschland), wo zwar nicht der Magen knurrt, aber die Menschen wegen des Mangels auf Dauer auch krank werden können (Deutsche Gesellschaft für Internationale Zusammenarbeit 2016).

Bei Familie Caven aus San Francisco oder Familie Ukita aus dem japanischen Kodaira kommt, wie auf den Bildern der Ausstellung zu sehen, nicht nur mehr und Vielfältigeres auf den Tisch als bei den Namgays (Bhutan) und Aymes (Ecuador). Bunte Kartons mit großer Schrift, Tüten und Plastikverpackungen haben die erdigen Farben von Gemüse, Obst und Getreide, von Säcken, Schalen und Körben verdrängt. Die Verbindung zur Natur ist häufig verloren gegangen, kaum einer hat noch die Finger in der Erde, sät aus, jätet, erntet.

Der Griff zur Mogelpackung

Was praktisch erscheint – verpackte Lebensmittel sind gut (mit dem Auto) zu transportieren, stapelbar, haltbar –, erweist sich häufig als Mogelpackung und täuscht die natürlichen/gesunden Bedürfnisse des Körpers.

Was *auf* der Packung steht, die Texte, beeinflusst die Kaufentscheidung meist mehr als das, was *in* der Packung ist.

Das aufwendig designte Verpackungsmaterial dient als Plattform für die Werbung und verleitet, Dinge zu kaufen, die wir nicht benötigen, die wir eigentlich gar nicht wollen und die womöglich von hundsmiserabler Qualität sind.

Wir können das Brot, den Käse, die Möhren in ihrer Plastikverpackung nicht wirklich sehen, riechen, fühlen.

Millionen Tonnen an Lebensmitteln landen auf dem Müll, weil wir uns an das vom Hersteller festgesetzte, auf die Packung gedruckte Mindesthaltbarkeitsdatum halten, anstatt unsere eigenen Sinne zu nutzen. Jeder Bundesbürger wirft pro Jahr laut Greenpeace rund 81,6 Kilogramm Nahrung weg (Greenpeace 2012).

Das ist gewünscht. Händlern und Werbetreibenden gehe es nur darum, Bedürfnisse in einer Welt zu schaffen, die in Waren versänke. Das erfordere eine immer schnellere Rotation und einen immer schnelleren Konsum der Produkte, also immer mehr Produktion von Abfall, dessen Entsorgung somit auch immer wichtiger werde, zitiert Serge Latouche in seinem Buch „Es reicht!" den französischen Wirtschaftswissenschaftler Bernard Maris (Latouche 2015).

Die (Jahres-)Zeit wird bedeutungslos, Warten auf die Erdbeeren im Frühsommer, die Kürbisse im Herbst – das war gestern. Der Zulieferstrom fließt lückenlos, Pausen gibt es nicht in einer Welt der nahezu rundum geöffneten, klimatisierten Einkaufsparadiese, die Nahrungsmittel aus aller Welt anbieten.

Eine Kultur des „Nur-Zugreifen-Müssens" nennt Jean-Claude Kaufmann diese Lebensweise (Kaufmann 2006). Und das, was wir da ständig und überall angeboten bekommen oder mit uns herumtragen, sind häufig flüssige oder weiche Lebensmittel, die von ganz allein die Kehle hinuntergleiten. Oder es sind kleine Leckereien, die es nur auf die stimulierende Intensität des Augenblicks anlegten und extrem süß, salzig oder pikant seien, so Kaufmann.

Die Aufmerksamkeit gilt schließlich dem Video, dem Straßenverkehr oder der Phishing-Nachricht, die gerade auf dem Smartphone erscheint. Snacks vor dem Computer oder im Auto sollen sich bequem kauen lassen und werden mehr oder weniger automatisch geschluckt. Kindliche Verhaltensweisen wie Naschen aus der Hand oder die Liebe zu zuckerhaltigen Getränken schwappten hinüber in die

Erwachsenenwelt – das sei eine „regressive Infantilisierung des hilflos konsumierenden Essers", urteilt Kaufmann.

Einsames Snacken

Wer sitzt heute noch am heimischen Küchentisch, um in geselliger Runde Selbstgekochtes zu verspeisen? War das „Außer-Haus-Essen" einst auf Zeiten des Heumachens und Erntens beschränkt, locken Märkte, Kantinen, Cafés, Snack-Bars, Fast-Food- und Tankstellenverkäufe mit ihren Angeboten rund um die Uhr. Auf der einen Seite ein ruheloses Kauen und Snacken, auf der anderen Seite jagt ein Ernährungs-Hype den nächsten, Superfood, Steinzeitdiät, Clean Eating – Verwirrung pur. Die Menschheit des Atomzeitalters ernähre sich nach keinem bestimmten Muster. Sie praktiziere eine omnivore (allesfressende) Ernährung, die abhängig vom jeweiligen Kulturkreis und seiner Wirtschaftskraft erheblich variiere und zudem von Modetrends und anderen Einflussfaktoren überlagert sei, schreibt der Ernährungswissenschaftler Tobias Lechler (Lechler 2001).

Dies mache es schwierig, zu beurteilen, ob und inwiefern die heute praktizierten Ernährungsweisen dem genetisch vorgegebenen Bedarf an Nährstoffen bzw. Nahrungsinhaltsstoffen entsprechen. Verdächtig sei jedoch, dass sich in Industrieländern ernährungsabhängige Krankheiten epidemieartig ausbreiten. Womöglich sei dies eine Folge einer nicht artgerechten Ernährung. Allerdings wisse niemand, wie diese aussehen soll, so Lechler weiter.

Pfundslast mit Folgen

„So dick war Deutschland noch nie", titelt die Deutsche Gesellschaft für Ernährung (DGE) in ihrem 13. Ernährungsbericht (DGE 2017). Danach sind aktuell 59 % der Männer und 37 % der Frauen übergewichtig. Bei all den vielen, energiereichen Lebensmittel, die es gibt, setzt so mancher ein paar Pfunde zu viel an, zumal es häufig an Bewegung fehlt.

Noch ist die Fettleibigkeit (Adipositas) weltweit auf dem Vormarsch. Spitzenreiter sind die USA mit rund einem Drittel adipöser Erwachsener, Großbritannien 24 %, Deutschland 16 % und Japan 3 %. Der ganze Körper ächzt unter der Last, nicht nur Herz, Gefäße, Gelenke – auch das Gehirn! Das hat sich, wie wir gesehen haben, unter ganz anderen Bedingungen, unter Nahrungsknappheit, zu dem fantastischen Denk- und Steuerapparat entwickelt, den wir heute in uns tragen.

Ist der Stoffwechsel durch ein „Zuviel" belastet, beschleunigt das die Hirnalterung.

Der Typ-2-Diabetes ist heute einer der Hauptrisikofaktoren für die Entwicklung einer Demenz. Die Lebensumstände haben sich in weiten Teilen der Welt in den letzten 100 Jahren dramatisch verändert, da kommt unser Körper nicht mit, der ist noch ein Steinzeitmodell (Nicoll 2016).

> **Fazit**
>
> So, wie wir heute leben, sind wir oft meilenweit von unseren Ursprüngen entfernt. Kopf und Körper können dank des Angebotes zwar gut mit allem Lebensnotwendigen versorgt werden, sind aber wegen der permanenten Fülle aus dem Rhythmus und überlastet.

Literatur

DAZonline vom 24.11.2017. „Gesünderer Lebensstil, weniger Demenzen". https://www.deutsche-apotheker-zeitung.de/news/artikel/2017/11/24/gesuenderer-lebensstil-weniger-demenzen. Zugegriffen am 25.06.2018

Deutsche Gesellschaft für Internationale Zusammenarbeit (2016) „Was i(s)st die Welt." Webseite zur Ausstellung. https://was-isst-die-welt.de/index.html. Zugegriffen am 25.06.2018

DGE (2017) So dick war Deutschland noch nie. Presseinformation. https://www.dge.de/presse/pm/so-dick-war-deutschland-noch-nie/. Zugegriffen am 25.06.2018

Greenpeace (2012) „Frisch auf den Müll". https://www.greenpeace.de/sites/www.greenpeace.de/files/20120601-Lebensmittelverschwendung.pdf. Zugegriffen am 25.06.2018

HAZonline vom 29.9.2017 „Neue Bausteine gegen die Demenz". http://www.haz.de/Sonntag/Top-Thema/Neue-Bausteine-gegen-die-Demenz. Zugegriffen am 25.06.2018

Kaufmann JC (2006) Kochende Leidenschaft – Soziologie vom Kochen und Essen. UVK, Konstanz

Latouche S (2015) Es reicht! Abrechnung mit dem Wachstumswahn. oekom, München

Lechler T (2001) Die Ernährung als Einflussfaktor auf die Evolution des Menschen. Dissertation. https://d-nb.info/962820490/34. Zugegriffen am 25.06.2018

Michalsen A (2017) Heilen mit der Kraft der Natur. Insel, Berlin

Nicoll N (2016) Adieu, Wachstum! Tectum, Marburg

Pontzer H et al (2012) Hunter-Gatherer energetics and human obesity. PLoS One 7(7):e40503

Raefsky SM, Mattson MP (2017) Adaptive responses of neuronal mitochondria to bioenergetic challenges: roles in neuroplasticity and disease resistance. Free Radical Biol Med 102:203–216

statista Statistik. Anzahl der Artikel in einem Supermarkt in Deutschland nach Sortiment im Jahr 2012. https://statista.stabi-hb.de/statistik/daten/studie/294107/umfrage/artikel-in-einem-supermarkt-in-deutschland-nach-sortiment/. Zugegriffen am 25.06.2018

statista Statistik Umsatz mit Food im Lebensmitteleinzelhandel in den Jahren 2015 und 2016. https://statista.stabi-hb.de/statistik/daten/studie/28082/umfrage/lebensmittelbranche-umsaetze-in-2008/. Zugegriffen am 25.06.2018

Ströhle A, Hahn A (2006) Evolutionäre Ernährungswissenschaft und ‚steinzeitliche'. Ernährungsempfehlungen. Ernährungsumschau 53:52–58

Waskow F, Renner M (1996) Ernährungskultur im Wandel der Zeiten. https://www.katalyse.de/wp-content/uploads/2013/08/ern__hrungskultur_im_wandel_der_zeiten.pdf. Zugegriffen am 25.06.2018

Wildung D (1995) Essen und Trinken im alten Ägypten. In: Schultz U (Hrsg) Speisen, Schlemmen, Fasten – eine Kulturgeschichte des Essens. Insel, Frankfurt am Main

2

Was wir brauchen

Wenn es möglich wäre, zu allem für die Natur eines jeden (einzelnen Menschen) das rechte Maß an Ernährung und das rechte Maß an Übungen zu finden, ohne ein Übermaß weder nach der Seite des Zuviel noch des Zuwenig, dann wäre die Gesundheit für die Menschen genau entdeckt. (Anonym, Hippokratische Schriften 5. Jahrhundert v. Chr.)

Zum Einstieg

In diesem Kapitel werfen wir einen Blick auf das, was wir zum Leben an Nährstoffen brauchen, was unser Gehirn benötigt, um gut zu funktionieren, und wir beschäftigen uns schon einmal kurz damit, ob wir nicht auch einmal verzichten können.

Der Koalabär geht den Tag gemütlich an. Bis zu 22 Stunden davon döst oder schlummert er und verdaut in aller Ruhe die letzte Mahlzeit. Die fiel wie immer sehr bescheiden aus. Rund ein Pfund Blätter hat der nachtaktive Koala mit seinen scharfen Schneidezähnen vom Eukalyptusbaum gesäbelt, ausgiebig zerkaut und im Maul hin- und hergeschoben. Daraus gewinnt er sämtliche Nährstoffe – und sogar das Wasser aus den Blättern wird bis auf das letzte Tröpfchen verwertet (Australian Koala Foundation 2018).

© Springer-Verlag GmbH Deutschland, ein Teil von Springer Nature 2019 **19**
U. Gebhardt, *Gesundheit zwischen Fasten und Fülle*,
https://doi.org/10.1007/978-3-662-57990-9_2

Die Blätter sind reich an ätherischen Ölen – für unser-
eins in größeren Mengen giftig – und an unverdaulichen
Ballaststoffen, wie Lignin, Zellulose und Tannin. Der Koala
kommt klar damit. Besser gesagt, die große Vielfalt an Bakterien und Pilzen, die in seinem außergewöhnlich (zwei
Meter) langen Blinddarm hausen. Die Mikroorganismen
zerlegen mit ihren molekularen „Scheren" Unverdauliches
oder Giftiges und produzieren aus dem Darminhalt lebens-
notwendige Mikronährstoffe und Vitamine.

Die Kost ist eintönig, der Koala sehr wählerisch. Er
macht sich lange nicht über jede der 600 in Australien vor-
kommenden Eukalyptusart her, und auch nicht von jedem
Baum einer Art frisst er. Weil die Pflanzen, die auf nähr-
stoffarmen Böden wachsen, mehr Giftstoffe enthalten, fressen die Tiere bevorzugt von den Bäumen, die reichlich mit
Nährstoffen versorgt sind.

Der Koala legt in vielerlei Hinsicht ein vorbildliches Verhalten an den Tag. Er hat ein sicheres Gespür für die Nahrung, die ihm gut tut, und weiß, wann es gilt, aktiv zu sein,
und wann es besser ist zu ruhen. Manchmal reicht sehr wenig – das zeigt uns der Baumbewohner ebenso –, wenn es
von guter Qualität ist und optimal verwertet wird. Nicht die
Fressaktivität des Koalas allein versorgt ihn mit Lebenswich-
tigem, vielmehr die Gemeinschaftsproduktion zwischen
dem Beuteltier und seinem Mikrobiom, also den Mikroorganismen, die das Tier in seinem Verdauungtrakt beher-
bergt.

2.1 Futtern und Verdauen

Jeder Organismus steht im Austausch mit seiner Umwelt –
nimmt auf, wandelt um, gibt ab. Ohne die Zufuhr von
Nährstoffen ist Leben, sind Wachstum und Fortpflanzung,
Atmung und Bewegung nicht möglich. Was gefuttert wird,

ist höchst verschieden, wie es verdaut wird, sehr ähnlich. Ob sich einer „monotypisch" ernährt, wie der Koalabär, oder allesfressend („omnivor") wie Ratte und Rotfuchs, die Nahrung wandert bei Säugetieren zunächst über das Maul und gelangt – bei manchen mit, bei anderen ohne Kauen – nach dem Schlucken in die Speiseröhre. Durch ein wellenförmiges Zusammenziehen der glatten Muskulatur, die die Verdauungsorgane auskleidet, wird der Nahrungsbrei voran geschoben.

Zunächst in den Magen, später in den Darm, wo sich Salzsäure und jede Menge Verdauungsenzyme über alles hermachen und es in minikleine Häppchen zerlegen, in Zuckermoleküle, Aminosäuren und Fettsäuren. Die Nährstoffe gelangen über die Darmwand in den Blutkreislauf, inklusive all der mitgelieferten Ionen, Mineralien und Vitamine. Je nach Ernährungszustand wird das gelieferte Material dann direkt verbraucht, wieder ausgeschieden oder als Reserve in diversen Depots im Körper gespeichert. Tatkräftig unterstützt bei der Verdauung werden die hauseigenen molekularen Werkzeuge durch die Ausrüstung der Mitbewohner im Darm, symbiontischen Mikroorganismen mit ihren ganz eigenen Vorlieben und Fähigkeiten. Nicht nur der Koalabär ist reichlich mit ihnen ausgestattet, auch der Mensch ist es.

Biologische Uhr und Nährstoffverwertung

Die Ausschüttung von Verdauungsenzymen, die wellenförmigen Bewegungen, mit denen der Nahrungsbrei voran geschoben wird, die Aktivität der Leber, die Aufnahmefähigkeit der Darmwand für Nährstoffe und sogar die Aktivität und Verbreitung von Bakterien des Mikrobioms im Darm schwankt im Tagesverlauf – gesteuert von der zentralen biologischen Uhr im Gehirn, gesteuert von biologischen Uhren in jeder Körperzelle, beeinflusst von dem individuellen Tagesrhythmus eines Menschen. Schicht- oder Nachtarbeit können da einiges durcheinanderbringen (Konturek et al. 2011).

2.2 Was der Mensch zum Leben braucht

Lebensmittel stehen uns heute meist grenzenlos zur Verfügung, ihre Qualität ist aber häufig fragwürdig und ihr Gehalt an Nährstoffen oft nicht mehr so hochwertig wie bei der Nahrung, die noch die Jäger und Sammler zwischen die Zähne bekamen. Wer ausreichend mit allem versorgt werden will, sollte seine Nahrungsauswahl daher breit anlegen, schreibt Ernährungsforscher Tobias Lechler (2001).

Unverzichtbare Nahrungsbestandteile sind, neben dem Wasser, die „Makronährstoffe", die mengenmäßig den Hauptanteil in der Nahrung stellen – also Proteine, Kohlenhydrate und Fette.

Makronährstoffe

Proteine Der Name „Protein", vom altgriechischen „protos" für „das Erste", „das Wichtigste", gibt schon mal die Richtung vor. Proteine sind *der* Baustoff für die Zellen und Gewebe aller Lebewesen. Sie geben Struktur und Form, sie agieren als Signalstoffe, Hormone, Enzyme, Immun- oder Transportmoleküle, keine Aktion im Körper ist ohne Proteine denkbar. Nur im Notfall (während langer Hunger- oder Fastenperioden) baut der Organismus größere Mengen an Proteinen ab und gewinnt daraus Energie.

Proteine sind aus 20 verschiedenen Aminosäuren aufgebaut. Ein Nahrungsprotein, so sagen Ernährungsforscher, sei umso wertvoller, je stärker dessen Aminosäuremuster dem der organismuseigenen Proteine ähnele. Auch wenn der Mensch eindeutig kein Pflänzchen ist, kann er durch eine gute Zusammenstellung der Mahlzeiten seinen Aminosäurebedarf allein mit pflanzlicher Nahrung decken.

Jeder Organismus ist ein offenes, fließendes System, in dem Masse ständig auf- und wieder abgebaut wird.

In der menschlichen Leber beispielsweise wird die Hälfte aller Proteine alle 10 Tage erneuert, im Herzmuskel alle 11, im Skelettmuskel alle 60 Tage. Antikörper haben eine Halbwertszeit im Bereich weniger Tage, Leberenzyme weniger Stunden. Die Aminosäuren werden nach dem Abbau sehr effektiv recycelt und wieder verwendet. Dennoch muss ein geringer Teil (bei der Skelettmuskulatur etwa 10 %) der Proteinbauteile von außen zugeführt werden.

Laut Ernährungsempfehlungen sollte ein Mensch pro Kilogramm des eigenen Körpergewichtes mindestens 0,6, besser 0,8 Gramm Protein aufnehmen, eine 60 Kilogramm schwere Frau also 48 Gramm (die stecken in etwa 200 Gramm roten Linsen, oder in 200 Gramm Mandeln, oder in gut 200 Gramm Lachs, 200 Gramm Hähnchenbrust). Laut der Deutschen Gesellschaft für Ernährung wird der empfohlene Wert von 0,8 Gramm Protein je Kilogramm Körpergewicht von den meisten Deutschen überschritten (Kofranyi et al. 2013).

Kohlenhydrate Kohlenhydrate beliefern den Körper mit Energie. Bei der Verdauung gelangen Einfachzucker wie Glukose und Fruktose „sofort" in den Umlauf, aus komplexeren Kohlenhydraten, wie sie in Gemüse, Vollkornprodukten oder Hülsenfrüchten vorkommen, wird die Glukose langsamer freigesetzt. Steigt der Glukosespiegel im Blut an, setzt die Bauchspeicheldrüse das Hormon Insulin frei, das die Zuckeraufnahme ins Gewebe, die Muskulatur, das Fettgewebe, die Leber, fördert.

Wo mehr gegessen als verbraucht wird, legt der Organismus die Kohlenhydrate in Form eines Speicherstoffes für schlechtere Zeiten zurück. Enzyme in Muskel- und Leberzellen verknüpfen dann je 5000 bis 100.000 Glukosemoleküle zum Speicherzucker Glykogen, der vor Ort in kleinen bläschenartigen Päckchen aufbewahrt wird. Die Zuckerspeicher sind beim Menschen nicht sehr groß, etwa

150 Gramm Glykogen lagern in der Leber, rund 250 Gramm in der Muskulatur, was einem Brennwert von insgesamt etwa 2000 Kilokalorien entspricht.

Laut der Deutschen Gesellschaft für Ernährung (DGE) sollten mehr als die Hälfte der Energie, die ein Mensch zum Leben braucht, aus Kohlenhydraten stammen. Mit 42 % bis 45 % erreichen die meisten Deutschen diesen Wert nicht. Im Verhältnis viel zu hoch ist dagegen die Aufnahme von Einfach- oder Zweifachzuckern (Saccharose/Rohrzucker). Die WHO empfiehlt, dass diese höchstens ein Zehntel der Energiezufuhr ausmachen sollten (Konranyi et al. 2013).

Fette Fett ist in jeder pflanzlichen und tierischen Struktur enthalten und damit unweigerlich ein wesentlicher Bestandteil der Ernährung. Die Ernährungsforschung hat die Nahrungsfette lange Zeit übersehen und aus Unkenntnis rasch zum „Bösewicht" und Hauptverursacher von Übergewicht verurteilt. Fettreich zu essen, ist nicht grundsätzlich schlecht oder gut. Es kommt auf die Menge an und auf die Zusammensetzung der aufgenommenen Fettsäuren. Mehrfach ungesättigten, einfach ungesättigten und gesättigten Fettsäuren sollte in einem ausgewogenen Verhältnis zugesprochen werden.

1 Gramm Fett liefert mit 9 Kilokalorien doppelt soviel Energie wie ein Gramm Kohlenhydrate. Fett ist also der ideale Speicherstoff, da die Energie sehr kompakt auf engstem Raum aufbewahrt werden kann. Der Mensch hatte im Laufe seiner evolutionären Entwicklung immer wieder mit Nahrungsmangel zu tun. Dass er Überschuss an Nahrung speichern kann, ist ein wesentlicher Überlebensvorteil. Fette werden in Form von Triglyzeriden in den Fettzellen, den Adipozyten gespeichert. Begrenzten Stauraum gibt es hier (leider) nicht. Wird es zu eng, entstehen einfach neue Fettzellen, die sich ihrerseits füllen.

Mehr als die Hälfte des Speicherfettes ist direkt unter der Haut verstaut, der Rest im Bauchraum. Eine normalgewichtige

Frau besteht zu 15 % bis 25 % aus Fettgewebe, ein normalgewichtiger Mann zu 10 % bis 20 %. Fett ist ein wichtiger Energiespeicher, aber auch Polster und Isolierschicht gegen Wärmeverlust. Fettsäuren liefern außerdem Ausgangsstoffe für den Bau von Zellmembranen und Gewebehormonen, wie die Prostaglandine und Leukotriene, Signalstoffe, die unverzichtbar sind für Geburt und den Herzschlag, Nerven- und Nierenfunktion und die Blutgerinnung.

Die DGE empfiehlt Erwachsenen, 30 % ihres Energiebedarfs durch Fette (davon maximal 10 % gesättigte Fettsäuren) zu decken, das entspricht bei einem Kalorienbedarf von 2400 Kilokalorien etwa 80 Gramm Fett pro Tag. Mit 36 % bis 39 % Anteil Fettigem an der Gesamtzufuhr liegen die Deutschen da wohl zu hoch. Dabei ist es natürlich auch wichtig, welche Fette gegessen werden. Forscher raten zu einem „Mehr" an alpha-Linolensäure (Omega-3-Fettsäure), die z. B. in Raps-, Lein- oder Walnussöl und fettem Fisch zu finden ist, und einem „Weniger" an Omega-6-Fettsäuren, das besonders in Fleisch und Milchprodukten sowie Mais-, Sonnenblumen- oder Weizenkeimöl enthalten ist.

Ballaststoffe, Mengen- und Spurenelemente
Neben all den Makronährstoffen braucht der Mensch auch Unverdauliches, also **Ballaststoffe**, wie sie besonders in Obst, Gemüse und Vollkornprodukten vorkommen. Laut der aktuellen DGE-Erfassung dürften die Deutschen hier ruhig noch etwas mehr zugreifen – wobei der gesundheitliche Nutzen der Ballaststoffe sehr unterschiedlich bewertet wird (Biesalski et al. 2015). Auf der „Pro-Seite" zu verbuchen sind:

* eine verzögerte Magenentleerung,
* Schwermetalle werden gebunden,
* die Transitzeit im Darm wird verkürzt,
* der Cholesterinspiegel wird gesenkt,
* das Mikrobiom wird „gefüttert".

Als ungut kann sich auswirken, dass Ballaststoffe wichtige Nährstoffe, etwa Eisen oder fettlösliche Vitamine, binden und der Körper sie daher nicht aufnehmen und verwerten kann.

Dann gibt es noch die „**Mengenelemente**" wie Kalzium, Phosphor, Magnesium, Natrium, Chlorid, Kalium, Schwefel (täglich jeweils mehr als 50 Milligramm empfohlen), **Spurenelemente** oder **Mikronährstoffe** (z. B. Eisen, Jod, Zink, Selen, Mangan, Chrom, Kupfer, Molybdän, Fluorid) und natürlich die **Vitamine**, bisher sind 13 bekannt, die wir regelmäßig zu uns nehmen müssen.

Die Vorstellung, bei allem wisse man genau, wie viel nötig ist, damit die „Maschine Mensch" reibungslos schnurrt wie ein gut gewarteter Automotor, trügt. Nehmen wir die Vitamine als Beispiel. Die Wirkungen von Vitaminen sind vielschichtig und deren Bedarf extrem schwer zu fassen. Die chemischen Varianten und Zusammenhänge, in denen sie in Nahrungsmitteln vorkommen, sind vielfältig. Rund um das Thema Spurenelemente oder Mikronährstoffe gibt es sehr widersprüchliche Studienergebnisse, gerade wenn es um die Möglichkeiten und Grenzen der Nährstoffergänzung geht. (Stöhle und Hahn 2013)

Sogar bei den Makronährstoffen gibt es immer wieder Überraschungen. So veröffentlichte ein internationales Forscherteam im Jahr 2017 die Ergebnisse der großen (135.335 Menschen in 18 Ländern waren eingeschlossen) und viel beachteten „PURE"-Studie, aus der sie sehr ungewöhnliche Schlussfolgerungen zogen, die bisherige Ernährungsempfehlungen scheinbar auf den Kopf stellten. Mehr Fett, egal welche Sorte, sei nicht assoziiert mit Herz-Kreislauf-Erkrankungen und Herzinfarkt, gesättigtes Fett verringere sogar die Sterblichkeit und das Risiko für Schlaganfälle. Die Sterblichkeit steigerten laut „PURE" dagegen zu viele Kohlenhydrate auf dem Teller (Dehghan et al. 2017).

Wegen einiger methodischer Schwächen ließ die Studie laut Experten derartige Schlussfolgerungen gar nicht zu

(Universität Hohenheim 2017). Aber „PURE" zeigt ein ums andere Mal, wie komplex die Sache ist und wie schwierig, Ernährungswissen mit Hilfe von wissenschaftlichen Studien zu gewinnen. Das heißt nicht, dass wir nichts wissen – aber vorsichtig sein sollten, sobald Ernährungsratgeber unumstößliche, allgemein gültige Weisheiten von sich geben. Empfehlungen sind eben nur Empfehlungen, der tatsächliche Bedarf variiert in Abhängigkeit zum Lebensalter, zur Lebensphase, zum Geschlecht, der genetischen Ausstattung, zur Tagesform.

Allgemeine Ernährungsempfehlungen können heute wohl eher nicht mehr gegeben werden. Auch wichtig sind:

* **Lust und Freude am Essen,**
* **auf den Appetit, den Durst achtgeben,**
* **essen nur dann, wenn wirklich Hunger da ist,**
* **spüren, wie mein Körper auf dieses oder jenes Angebot reagiert.**

Sich intuitiv zu ernähren, ist gar nicht so einfach – bei all den Informationen, die wir zum Thema Essen im Kopf haben, und all dem Neuromarketing, das im Supermarkt unser Konsumverhalten beeinflussen will. Produkte werden gestaltet, um einen maximalen Gewinn zu erzielen – auf Kosten von Gesundheit und Wohlbefinden. Der Koalabär hat es da einfacher.

2.3 Das Gehirn und seine besonderen Bedürfnisse

Das Gehirn ist ein Energiefresser. Es nutzt ein Viertel des Gesamtumsatzes im Körper, so gierig ist nur noch die Leber, viel bescheidener das Herz (6 % des Grundumsatzes). Bei Vorschulkindern ist der Energiehunger sogar noch größer, über 40 % des täglichen Energieverbrauches gehen dann auf Kosten des Gehirns, das in dieser Zeit täglich etwa 155 Gramm Glukose benötigt (Kuzawa et al. 2014) Das heißt lange nicht, ein Kind brauche in dieser Entwicklungsphase notwendigerweise Süßigkeiten im Übermaß. Glukose gewinnt der Körper z. B. auch aus der Zerlegung komplexer Kohlenhydrate.

Auch ohne Wasser geht im Oberstübchen gar nichts. Die rund 1,5 Kilogramm Gehirnmasse, die jeder Erwachsene mit sich herumträgt, bestehen zu 80 % aus Wasser. Wer „ausgetrocknet", dehydriert ist, kann sich schlecht konzentrieren, ist müde, übel gelaunt und redet im schlimmsten Fall dummes Zeug. Schuld ist unter anderem eine vorübergehende Öffnung der Blut-Hirn-Schranke. Dadurch gerät das fein austarierte Milieu im Gehirn durcheinander, und die „Unterhaltung" der Nervenzellen über elektrische Impulse und chemische Botenstoffe kommt ins Stottern.

Würde man einem Gehirn jegliche Flüssigkeit entziehen, bestünden mehr als die Hälfte des vertrockneten Restmaterials (600 Gramm/Kilogramm) aus Fett, Gehirnschmalz eben. Omega-6-, aber besonders die Omega-3-Fettsäuren sind ein begehrtes Baumaterial für die Nervenzellen mit ihren langen Nachrichtenantennen und Signalmasten. Die Docosahexaensäure (DHA), eine mehrfach ungesättigte Omega-3-Fettsäure, ist wegen ihrer chemischen Eigenschaften für den Aufbau der Kontaktpunkte zwischen den Nervenzellen, den Synapsen, besonders geeignet, wo Rezeptoren, Kanalproteine und Signalstoffe die Nervenimpulse in einem rasanten Tempo weiterleiten. DHA aus Meeresfisch lässt sich besser ins Gehirn einbauen als DHA aus Pflanzen (Stetka 2018).

Das Gehirn braucht Fette, ein Zuviel davon, besonders von solchem mangelnder Qualität (beispielsweise Transfette), ist auch nicht gut. Eine extrem fettlastige Ernährung lässt Mäuse im Labor nicht nur immer dicker werden, sondern beeinträchtigt auch ihre grauen Zellen. Die Gedächtnisleistung lässt nach, neue Kontakte zwischen Nervenzellen knüpfen sie nur schwerfällig, weniger des Nervenwachstumsfaktors BDNF („brain derived growth factor"), einem Jungbrunnen für das alternde Gehirn, wird produziert. (Um den BDNF wird es in den Kapiteln über das Fasten noch ausführlicher gehen.)

Trotz Recycling ist auch das Gehirn immer wieder auf die Zufuhr einer ordentlichen Portion Protein bzw. der darin enthaltenen Aminosäuren angewiesen. Die Botenstoffe des Gehirns, Serotonin, Dopamin und Noradrenalin, stammen direkt von den Aminosäuren Tryptophan, Phenylalanin bzw. Tyrosin ab, werden allerdings immer direkt vor Ort hergestellt. Die wegen ihres hohen Gehaltes an Serotonin als glücklich machend angepriesenen Bananen und die Schokolade, machen also höchstens wegen des enthaltenen Zuckers oder der Aminosäure Tryptophan glücklich – aber nicht wegen des Serotonins, das kommt gar nicht durch die Blut-Hirn-Schranke.

Schutz für das Gehirn durch sekundäre Pflanzenstoffe

Mit der Nahrung nehmen wir also Baustoffe und Energielieferanten für das Gehirn auf. In bestimmten Lebensmitteln sind außerdem Substanzen enthalten, die die sehr empfindlichen Nervenzellen vor Schäden schützen, dadurch die Hirnfunktion fördern und Erkrankungen vorbeugen. Hierzu gehören beispielsweise die Flavonoide, eine ganze Gruppe verschiedener sekundärer Pflanzenstoffe. Die Vielfalt in der Natur darf sich ruhig in einer Vielfalt auf dem Teller zeigen. Wertvolle Flavonoide sind z. B enthalten in folgenden Lebensmitteln:

* Flavone: unter anderem in Petersilie und Sellerie,
* Flavanone: Zitrusfrüchte, Oregano, Wein,

* Isoflavone: Sojaprodukte,
* Flavonole: Zwiebeln, Brokkoli, Lauch,
* Flavanole: Grüner Tee, Rotwein Schokolade.

Anthocyanidine sind unter anderem enthalten in Beeren-früchten und Rotwein.

Informationen und Rezeptsammlungen zum Thema „Brainfood" gibt es zurzeit viele, empfehlenswert z. B. „Essen gegen das Vergessen" (Iburg 2018).

> **Wechselnder Gehalt an sekundären Pflanzenstoffen im Jahreslauf**
>
> Wie hoch der Gehalt an wertvollen Pflanzeninhaltsstoffen ist, variiert im Laufe der Jahreszeit. Freilandgemüse etwa enthält mehr Flavonoide als Gemüse aus Gewächshäusern. Wie viel der menschliche Körper schließlich mit der Nahrung aufnimmt, hängt auch ab von der verwendeten Obst- oder Gemüsesorte, dem Reifegrad, den Ernte- und Lagerbedingungen. Ursprüngliche Sorten sind häufig reicher an sekundären Pflanzenstoffen, der Gehalt an Glucosinolaten (denen eine krebsvorbeugende Wirkung zugeschrieben wird) ist in der Wildform des Brokkoli beispielsweise 1000-fach höher als in so manchen Supermarktvarianten (Biesalski et al. 2015).

Man sieht unserem Gehirn an, wie wir uns ernähren New Yorker Forscher befragten 330 nicht-demente ältere Männer und Frauen (Durchschnittsalter 79 Jahre) 5 Jahre lang zu ihrem Ernährungsverhalten (Gu et al. 2018). Schließlich ließ man sie Gedächtnis- und Orientierungsaufgaben lösen und untersuchte die älteren Menschen mit Hilfe eines Hirnscanners, um ihr Gehirn zu vermessen. Bei einigen von ihnen fielen die Tests nicht so gut aus, und der alters-übliche Abbau von Hirnsubstanz war besonders stark vor-angeschritten. Ein im Verhältnis um bis zu 10 Jahre schneller gealtertes Gehirn hatten diejenigen, die in der Vergangenheit wenig Kalzium zu sich genommen hatten sowie wenig Vitamine (D, E, A, B_1, B_2, B_3, B_5, B_6), Folsäure, Omega-3-Fettsäuren, dafür sehr cholesterinreich gegessen hatten.

Wie man sich ernähre, entscheide darüber, ob man die zweite Hälfte des Lebens gesund oder krank erleben dürfe oder vielleicht sogar früh stürbe, schreibt Alternativmediziner Andreas Michalsen (Michalsen 2017). Neben gesunder Ernährung und sportlicher Ertüchtigung setzt Michalsen auf den gelegentlichen Verzicht, das Fasten. Es sei keineswegs selbstverständlich, im Alter einen Altersdiabetes (ein Hauptrisikofaktor für die Demenz) zu bekommen. Menschen aus ursprünglichen Völkern fernab der westlichen Zivilisation bekommen im Alter keinen dicken Bauch, keinen Diabetes und auch keine Alzheimer-Demenz; der Koalabär auch nicht.

2.4   „Geht's auch mal ohne?"

Wenn man all den Anbietern von Nahrungsergänzungsmitteln Glauben schenkt, fehlt es immer an irgendetwas. Tatsächlich kann eine einseitige Ernährung trotz des überbordenden Supermarktangebotes auch einmal in einem Mangel enden. Doch wenn der Mensch sich entwickelt hat in einem Raum des Wechsels zwischen Fülle und Mangel, muss der Körper Strategien haben, gewisse Durststrecken zu überstehen, Lebenswichtiges für eine Weile zu speichern, weil es nicht immer alles gibt.

Beispiel Vitamine. Wichtige Speicher für fettlösliche Vitamine D, E, A und das wasserlösliche Vitamin B_{12} sind etwa die Leber und das Fettgewebe. Vitamin A wird bei ausreichender Versorgung in großen Mengen in der Leber abgelegt. Dadurch kann bei einer Unterbrechung der Zufuhr der Vitamin-A-Spiegel im Blut über Monate aufrechterhalten werden (Biesalski et al. 2015).

Wer sich im Sommer ausreichend im Freien bewegt, hat unter dem Einfluss des Sonnenlichts so viel Vitamin D produziert und abgespeichert, dass es bis zum nächsten Frühling reichen sollte. Vitamin C, K und alle anderen B-Vitamine verteilen sich im Blut und allen wasserhaltigen Bereichen des Körpers und halten sich auch hier einige Tage bis Wochen.

Wer fastet, verzichtet für eine Weile nahezu komplett auf Nahrung und lebt von seinen Reserven, ohne gesundheitliche Nachteile davon zu tragen, im Gegenteil (mehr zum Fasten und wie der Organismus damit klar kommt in Teil II dieses Buches).

Fazit

Da ist was aus dem Lot geraten. Werbung weckt Bedürfnisse, die wir gar nicht haben; Ratgeber preisen mit paradoxen Titeln nach dem Motto „Bauch weg, trotz Bier und Pizza" an, was nicht gehen kann, und das ultimative Superfood aus fernen Ländern verspricht ein Ende aller Sorgen. Bei dem ganzen Durcheinander geht das Gespür für den eigenen Körper verloren. Die Ernährungsforschung kann zwar Empfehlungen geben, mindestens genauso wichtige Ratgeber sind jedoch der Geschmack, der Appetit und das individuelle Körpergefühl.

Literatur

Australian Koala-Foundation (2018) https://www.savethekoala. com/german/gmkoalasdiet. Zugegriffen am 26.06.2018

Biesalski HK, Grimm P, Nowitzki-Grimm S (2015) Taschenatlas Ernährung. Thieme, Stuttgart

Dehghan M et al (2017) Associations of fats and carbohydrate intake with cardiovascular disease and mortality. Lancet 390:2050–2062

Gu Y et al (2018) An inflammation-related nutrient pattern is associated with both brain and cognitive measures in a multiethnic elderly population. Curr Alzheimer Res 15:493–501

Iburg A (2018) Essen gegen das Vergessen. Trias, Stuttgart

Kofranyi E, Wirths W, Fröleke H (2013) Einführung in die Ernährungslehre. Umschau, Neustadt

Konturek PC et al (2011) Gut clock: implication of circadian rhythms in the gastrointestinal tract. J Physiol Pharmacol 62:139–150

Kuzawa CW et al (2014) Metabolic costs and evolutionary implications of human brain development. PNAS 111:13.010–13.015

Lechler T (2001) Die Ernährung als Einflussfaktor auf die Evolution des Menschen. Dissertation. https://d-nb.info/962820490/34. Zugegriffen am 25.06.2018

Michalsen A (2017) Heilen mit der Kraft der Natur. Insel, Berlin

Stetka B (2018) Futter fürs Hirn. Gehirn und Geist Dossier 2/18:39–45

Ströhle A, Hahn A (2013) Nutrient supplements – possibilities and limitations. Med Monatsschr Pharm 36:179–190

Universität Hohenheim (2017) Wissenschaftlicher Kommentar: Verlängern mehr Fett und weniger Kohlenhydrate das Leben? https://www.uni-hohenheim.de/fileadmin/user_upload/SNFS_Kommentar_PURE_Studie.pdf. Zugegriffen am 26.06.2018

3

Die Sache mit dem Zucker

Hier lässt der Überfluss die Zuckerströme fließen. (Johann
Valentin Pietsch 1690–1733)

Zum Einstieg

In aufreibenden Lebenssituationen greifen wir gern einmal
zu süßer „Nervennahrung". Süßes beruhigt und belohnt.
Kurzfristig ist das eine angenehme Lösung, doch auf Dauer
und in großen Mengen nicht zu empfehlen. Gezuckerte Lebensmittel sind ein Phänomen der neueren Zeit, unser Körper braucht sie nicht. Wenn wir zu viel davon essen, das Maß
verlieren, schaden wir nicht nur unseren Zähnen, Knochen,
Gefäßen, sondern auch unserem Gehirn, das träger wird
und schneller altert.

In der Rubrik „Kaum zu glauben" titelte eine Münchner
Tageszeitung: „Zweijährige hat noch nie Zucker gegessen –
Folgen sind erstaunlich" (Pospiech 2018). Berichtet wird
von der kleinen Grace, deren Mutter, eine Food-Bloggerin
aus Melbourne, auf die Paläo-Diät schwört. Gegessen werden in Grace-Familie ausschließlich natürliche Produkte:
Nüsse, Obst, Gemüse, Fleisch und Fisch; keine Milchprodukte, keine Fertiggerichte und eben auch kein Industrie-
zucker. Grace sei, so ihre Mutter, noch nie im Leben krank

© Springer-Verlag GmbH Deutschland, ein Teil von Springer Nature 2019 **35**
U. Gebhardt, *Gesundheit zwischen Fasten und Fülle*,
https://doi.org/10.1007/978-3-662-57990-9_3

gewesen; ihr Immunsystem so stark, dass die Kleine selbst von den im Kindergarten grassierenden Infekten verschont geblieben wäre.

3.1 Vom Exoten zum Kassenschlager

Die Nachricht „Zweijährige hat noch nie Zucker gegessen", hätte vor 500 Jahren sicher keinen hinter dem Ofen hervorgelockt. „Zucker" und all die über 40 Wortkreationen von Zuckerbrot bis Zuckerzeug, die das Digitale Wörterbuch der deutschen Sprache heute nennt, sind Schöpfungen der jüngeren, der jüngsten Menschheitsgeschichte (DWDS 2018). Eine Zeit, in der wir uns überschütten lassen mit Zuckersachen, mit Zuckertüten, Zuckerguss und Zuckerplätzchen. Oder eben auch nicht und ins andere Extrem fallen, dem schon fast religiös anmutenden, kompletten Verzicht auf all das Teufelszeug, bei manchen der Zucker, bei anderen die Milch, bei wieder anderen, wie in Graces Familie, beides.

Ursprünglich war der Umgang mit Zucker unproblematisch – einfach deshalb, weil es kaum welchen gab.

„Sàrkàra" ist altindisch und bedeutet Grieß, Geröll, Kies oder Sandzucker. Von Indien aus gelangte die Süße des Zuckerrohrs im 11. Jahrhundert über Ägypten, Südspanien und Italien auch nach Mitteleuropa, fand aber zunächst kaum Verwendung. Schließlich kostete er ein Vermögen, im Jahr 1370 beispielsweise musste man zwei Ochsen investieren, um sich ein Kilo Zucker zu leisten.

Das „Deutsche Wörterbuch", das die Brüder *Jacob* und *Wilhelm Grimm* im Jahr 1838 begründeten, gibt einen Einblick über die äußerst sparsame Rolle, die die Zuckersüße einst spielte (Gebrüder Grimm). „die ältere zeit hielt ihn in erster Linie für heilkräftig", schreibt das Wörterbuch und zitiert ein Sprichwort aus dem 17. Jahrhundert: „ein mann ohne geld ist gleich wie ein apotecker ohne Zucker".

Der englische Arzt *Tobias Venner* (1577–1660) empfiehlt das Rauchen von Tabak zur „Steigerung der Verdauungskraft" und den **Zucker als Heilmittel** gegen trockenen Husten und Erkrankungen der Lunge, weil er Zunge, Mund und Kehle befeuchte (Kaufmann 2006). Venner erwähnt in seinen Aufzeichnungen die ursprüngliche Verwendung des Zuckers in der asiatischen Heimat nicht – dort wurden Zuckerrohrstückchen auch als Aphrodisiakum gekaut.

Nach und nach erobert der Zucker die Haushalte. „es ist das süsze genusz- und nahrungsmittel vor allen anderen, mit dem man besonders kinder, frauen und hausthiere verzieht" (Grimm 1854–1960). Ab 1680 steigt die Zuckernachfrage, es gibt Kaffee, Tee und Kakao, und man trifft sich in Kaffeehäusern, zum Schokoladetrinken oder Nachmittagstee (Hobhouse 2000). „neuerdings ist er besonders die zuthat zu kaffee und thee und allerlei geistigen mischtränken: ein jeder zapfete ein schälchen voll (kaffee), füllte es mit zucker bis oben an" zitiert das Grimmsche Wörterbuch den deutschen Schriftsteller *Johann Christoph Gottsched* (1700–1766).

Zwischen 1690 und 1790 wurden schätzungsweise 12 Millionen Tonnen Zucker nach Europa importiert (Hobhouse 2000). Dann kam der Umbruch. 1747 hatte der Berliner Chemiker *Andreas Sigismund Marggraf* entdeckt, dass auch die heimische Runkelrübe eine passable Zuckerquelle ist. 1801 eröffnete die erste Zuckerrübenfabrik in Schlesien, dadurch war man unabhängig von den Zuckerimporten, und der Verbrauch stieg. Heute produzieren 20 Zuckerfabriken allein in Deutschland jedes Jahr über 5 Millionen Tonnen Zucker aus Zuckerrüben (zuckerwirtschaft.de 2018). Wo einst eine Prise oder ein Teelöffel Zucker das Leben versüßte, muss der Körper heute mit täglich 24 Teelöffeln klar kommen; eine Verbrauchsmenge, die sich hierzulande (jährlich) auf einen Zuckerberg von durchschnittlich 35 Kilogramm pro Kopf anhäuft.

In seiner „Soziologie vom Kochen und Essen" zieht *Jean-Claude Kaufmann* eine spannende Verbindung zwischen den gesellschaftlichen Umwälzungen im 18. und 19. Jahrhundert und den Essgewohnheiten. Wegen der Industrialisierung veränderten sich die klassischen Lebens- und Arbeitsumstände von Grund auf. Zucker garantierte – bei knapper werdenden Zeitressourcen fürs Kochen – eine mühelose Zulieferung von Kalorien. Es wäre nicht nur um den Genuss des Süßen an sich gegangen damals, sondern um den Genuss der beruhigenden Süße angesichts der sozialen Aggression, des Stresses und der mentalen Erschöpfung, schreibt der Soziologe (Kaufmann 2006, S. 50).

3.2   Der Mensch im Zuckeruniversum

Unser Körper braucht den extra zugeführten Zucker gar nicht. Der Haushaltszucker, die Saccharose, gewonnen aus dem Zuckerrohr oder der Zuckerrübe, ist ein Zweifachzucker und aus je einem Molekül Glukose und Fruktose aufgebaut. Ehe die Zuckerlawine ins Rollen kam, zerlegten die menschlichen Verdauungsenzyme in aufwendiger Kleinarbeit Vielfachzucker wie die Stärke. Vielfachzucker kommen in pflanzlicher Nahrung vor und sind aus Hunderten von einzelnen Zuckereinheiten aufgebaut. Oder man versüßte sich das Leben mit Früchten, die je nach Reifegrad etwa gleich viel Glukose und Fruktose enthalten. In Früchten finden wir nicht „Zucker pur", sondern Zucker zusammen mit Wasser, Ballaststoffen, Vitaminen, Fruchtsäuren, Mineral- und Gerbstoffen.

Die klebrige Zuckerlast, die wir uns zumuten, legt sich ungut auf den gesamten Organismus. Die Körperzellen reagieren bei dem hohen Pegel an Süßem immer schwerfälliger auf das Insulinsignal, das Hormon, das die Bauchspeicheldrüse ausschüttet, um den Blutzuckerspiegel zu senken. Erhöhte Blutfette und Harnsäurespiegel sind Folgen des zuckersüßen Lebens. Besonders die Fruktose, der Fruchtzucker, schadet dem Herz und den Gefäßen, wenn sie hoch konzentriert Säften und Limonaden beigemischt wird.

Auch hier gilt: **Die Menge macht's!**

In einem Experiment an der University of California sollten sich insgesamt 187 junge Erwachsene nach Belieben ernähren, aber – in unterschiedliche Gruppen eingeteilt – entweder gar keine mit Fruktose gesüßte Limonade trinken oder 10 %, 17,5 % bzw. 25 % des täglichen Kalorienbedarfs mit dieser Limonade decken (Stanhope 2016). Schon nach wenigen Wochen stiegen im Blut der Teilnehmer, abhängig von der Menge der getrunkenen Limonade (und der darin enthaltenen Fruktose), die Fett- und Harnstoffwerte und damit Risikofaktoren für Herz-Kreislauf-Erkrankungen deutlich an.

Glukose und Fruktose enthalten zwar gleich viel Energie, sie werden vom Körper aber unterschiedlich behandelt. Die Leber nimmt die Fruktose unreguliert auf und setzt sie dort schnell zu Fett um. Mit der Glukose geschieht das nur in Ausnahmefällen. Nur wenn viel zu viel Glukose da ist, verwendet der Körper sie in der Leber zur Fettsynthese. Ansonsten wird die Glukose über stark regulierte Stoffwechselwege zur Energieversorgung der Zellen genutzt.

Sowohl Fruktose als auch Glukose können, wenn sie den Organismus überschwemmen, die Barrierefunktion des Darmes schwächen. Er wird „löchrig", kann sich entzünden; Unerwünschtes, etwa Bestandteile der im Darm hausenden Bakterien, kann über die Darmwand in den Körper eindringen und im ganzen System die Entzündungswerte ansteigen lassen. Dies wiederum schadet den Gefäßen und auch dem Gehirn.

Unser Körper ist für das extrem süße Leben nicht gebaut
Anschaulich zeigt das der Gesundheitszustand der Bewohner von Nauru, einem kleinen Inselstaat im Südpazifik. Im Jahr 1925 gab es hier nur einen Diabetesfall. 1975 waren schon 33 von 100 Inselbewohnern zuckerkrank, heute fast jeder Zweite (Hirn 2006)!

Erst nach dem Zweiten Weltkrieg hatten die abgeschiedenen Inseln Zugang zur westlichen Welt bekommen. Die Menschen änderten ihren Lebensstil, bewegten sich weniger, aßen viel und Ungesundes, zu fett, zu süß. Dabei sind Inselbewohner als fischfangendes Volk seit Urzeiten genetisch darauf ausgelegt, jedes überschüssige Quäntchen Fett sorgsam für schlechtere Zeiten abzuspeichern. Gibt es diese Phasen des Mangels gar nicht mehr, macht die Veranlagung die Menschen besonders anfällig für Adipositas, Diabetes, Herz- und Hirnerkrankungen. Zwei Drittel aller Erwachsenen auf Nauru sind übergewichtig oder fettleibig, die Lebenserwartung ist in den letzten Jahrzehnten gesunken, Männer werden knapp 59, Frauen 66 Jahre alt.

Die „Zucker-Fett-Wippe"
In den reichen Industrieländern hat in den letzten Jahrzehnten die Furcht vor dem Fett als Verursacher von Gesundheitsproblemen den Zuckerkonsum gehörig in die Höhe getrieben. Der Mensch ist ein Gewohnheitstier, und wenn er sich das eine Leckerchen verkneift, entschädigt er sich häufig mit anderen schmackhaften Dingen. Hinweise für dieses als „Zucker-Fett-Wippe" bekannte Phänomen gibt es aus mehreren Studien (Sadler et al. 2015). Dabei kann die Wippe sowohl in die eine als auch andere Richtung kippen.

Wer weniger süß ist, greift gern zu Fettigem. Wer Fett vermeidet, liebt es häufig süß.

Wer Fette und die Lebensmittel, die sie enthalten, meide, ersetze eine harmlose Nahrungsquelle, die der Mensch seit

Jahrtausenden verzehrt, zugunsten womöglich völlig neuer Lebensmittel – „low-fat", ultraprozessiert, zugesetzte Zucker ersetzen die Fette – und das sei kein Gewinn für die Herzgesundheit, schreibt Ernährungsforscher James DiNicolantonio (DiNicolantonio 2017). Die jahrelange Fixierung der Nahrungsempfehlungen auf die Fette und deren Vermeidung sei nicht ausschließlich gut gewesen, weil der Zucker bei der Entstehung von Herz-Kreislauf-Erkrankungen das viel größere Problem zu sein scheine, schätzt DiNicolantonio die Lage ein. Kommen wissenschaftliche Studien zu anderen Ergebnissen, steht häufig die Zuckerindustrie dahinter.

„Biologische Uhr und Zucker"

Auch beim Zuckerkonsum kommt es nicht nur auf das „Wie viel" sondern auch auf das „Wann" an. Es macht einen Unterschied, ob ich das Marmeladenbrot, die Schokolade, den Kuchen morgens oder abends esse, der Körper geht je nach Tageszeit unterschiedlich mit dem darin enthaltenen Zucker um. Der Blutzuckerspiegel steigt nach dem Essen am biologischen Abend (etwa um 20 Uhr) stärker als am biologischen Morgen (etwa um 8 Uhr), weil die Inselzellen, die das blutzuckersenkende Insulin herstellen, abends um rund ein Viertel weniger aktiv sind als am Morgen (Morris et al. 2015).

3.3 Zucker und Gehirn

Wir lieben Süßes, von Anfang an. Schon die Muttermilch ist (leicht!) süß, die darin enthaltene Laktose versüßt dem Säugling die Anstrengung des Saugens; bis zu 200 verschiedene andere Mehrfachzucker helfen, Infekte abzuwehren, und sorgen als Präbiotikum dafür, dass sich „gute" Bakterien im Darm der Kleinen ansiedeln.

Zuckersachen wirken auf das Belohnungssystem im Gehirn. Glücksgefühle und ein Wohlbefinden stellen sich ein, weil mehr vom Botenstoff Dopamin freigesetzt wird. Was bleibt, ist der Wunsch, ähnlich Schönes wieder zu erleben. Das Gehirn hat sich gemerkt, womit es zu diesem Wohlfühlzustand kommen kann. Wer dann einmal im Leben bewusst auf Süßigkeiten verzichtet (beispielsweise in der Fastenzeit), spürt beim Blick auf anderer Leute Kuchenteller die „biologische Programmierung", ein unruhiges Gefühl macht sich breit, der Speichel fließt. Ob man bei diesem Japp auf Süßes von einer regelrechten „Zuckersucht" sprechen kann, ist unter Psychologen und Hirnforschern noch umstritten (Campagna 2018).

In jedem Fall braucht das Gehirn Süßes für die Energiegewinnung. Ob wir nun hitzig diskutieren, für das Abitur lernen, einen Film schauen oder Kartoffeln schälen, das Gehirn beansprucht dauerhaft etwa ein Viertel des gesamten Energiebedarfs, und jede einzelne Gehirnzelle verbraucht mehrere hundertmal mehr Energie als der Durchschnitt anderer Körperzellen. Schließlich halten regulierende Nervennetze sämtliche Körperfunktionen – die Atmung, Verdauung, Immunabwehr, Hormonausschüttung und vieles mehr – ständig am Laufen.

Da das Gehirn die Glukose selbst nicht speichern kann, ist es auf den permanenten Zustrom über das Blut angewiesen. Wird es einmal knapp für die 100 Milliarden Neuronen, nutzt das Gehirn seinen Einfluss auf sämtliche Körperprozesse aus. Der Mensch wird hungrig, auf Anweisung des Gehirns schütten die Nebennieren das Stresshormon Adrenalin aus, das wacher macht und aktiver, um nach einer passenden Nahrungsquelle zu suchen. Gleichzeitig wird aus den Zuckerspeichern des Körpers, z. B. aus der Leber, Glukose angefordert.

Als weiterer Trick kann das Gehirn die Bauchspeicheldrüse dazu bringen, weniger Insulin auszuschütten. Wenn weniger Insulin da ist, steigt der Blutzuckerspiegel an, weil

Muskel- und Fettzellen die Glukose nur aufnehmen können, wenn das Insulin, quasi als molekularer Schlüssel, die „Türe aufschließt". Das kommt dem Nervengewebe zugute, das keinen Insulinschlüssel braucht, sondern die Glukose über eine andere „Tür" (den GLUT-1-Glukosetransporter) in das Innere der Nervenzellen transportiert.

Sind sämtliche Wege der Glukosebeschaffung ausgeschöpft, der Zuckervorrat verbraucht und fehlt es dem Gehirn immer noch an Nachschub, schaltet es auf ein anderes Betriebssystem, eine alternative Energiequelle um. Bei dieser Stoffwechselvariante, der Ketose, werden Fettsäuren abgebaut und sogenannte Ketonkörper freigesetzt, die die Neuronen alternativ anstelle des Zuckers verbrennen: ein Vorgang der beim Fasten absichtlich ausgelöst wird und als positiver Stressimpuls – wenn er zeitlich begrenzt ist – reinigend und verjüngend auf das Gehirn und den gesamten Organismus wirkt (s. Kap. 7).

Zu viel Zucker lähmt auf kurze …

Unser Gehirn braucht Zucker. Und mit zuckersüßen Leckereien oder Traubenzuckerdrops verbinden wir meist eine den Geist beflügelnde Wirkung. Das muss aber nicht so sein. Allen, die zur Steigerung ihrer Konzentration bei der nächtlichen Autofahrt einen Schokoriegel nach dem anderen essen oder bei einer Prüfung auf Traubenzucker vertrauen, sollte die im Folgenden beschriebene neuseeländische Studie zu denken geben (Ginieis et al. 2018):

49 junge Menschen (Durchschnittsalter 25 Jahre) tranken je einen Becher mit Limonade, die entweder mit Traubenzucker (Glukose), Haushaltszucker (Saccharose), Fruchtzucker (Fruktose) oder Süßstoff gesüßt war. 20 Minuten später arbeiteten sich die jungen Frauen und Männer am Computer durch unterschiedliche Reaktionstests, Rechen- und Denksportaufgaben.

Die Überraschung: Alle Teilnehmer, die entweder mit Traubenzucker oder Haushaltszucker gesüßte Getränke getrunken hatten, waren langsamer in ihren Reaktionen als die jungen Leute, in deren Becher Limonade mit Fruktose oder Süßstoff gewesen war. Warum gerade die Glukose und die Saccharose gewisse Hirnleistungen hier im Experiment etwas behäbiger ablaufen lassen, erklären die neuseeländischen Studienautoren leider nicht. Die Ergebnisse stimmen teilweise mit älteren Studien überein, in denen sich die Glukose (der Traubenzucker) hin und wieder störend auf Gehirnleistungen wie Reaktionszeit, Aufmerksamkeit, Gesichtserkennung, meist aber förderlich auf das Gedächtnis gezeigt hatte.

Bei der Wirkung des Zuckers auf das Gehirn geht es jedoch nicht nur um den Süßgeschmack an sich, dem manche Wissenschaftler den beflügelnden Effekt des Zuckrigen zuschreiben. Süß schmeckten in diesem Experiment alle Getränke, die Tests fielen dennoch unterschiedlich aus. Der Körper verwertet die getesteten Zucker nicht in gleicher Weise, ihre Wirkungen auf unseren Denkapparat sind unterschiedlich.

… und auf lange Sicht

Zucker lähmt; nicht nur auf kurze, sondern auch auf lange Sicht. Lucia Kerti und ihre Mitstreiterinnen vom Department für Neurologie an der Charité in Berlin konnten für ihre Gedächtnistests 141 gesunde Männer und Frauen (im Durchschnitt 63 Jahre alt) gewinnen (Kerti et al. 2013). Vor den Tests wurde den Probanden Blut abgenommen und darin im Labor zwei Werte bestimmt. Zum einen ermittelten die Forscher als Momentaufnahme den Nüchtern-Blutzucker, zum anderen die Menge des vorhandenen verzuckerten roten Blutfarbstoffes (sogenanntes glykosyliertes Hämoglobin) als Langzeitmarker (als „Blutzuckergedächtnis"), der Auskunft über die Zuckerversorgung der letzten 8 bis 12 Wochen gibt.

Die Teilnehmer mit niedrigeren Akut- und Langzeitzuckerwerten bewältigten die Lern- und Gedächtnisaufgaben besser als ihre Altersgenossen mit höheren Zuckerspiegeln im Blut. Das schlechtere Abschneiden bei den Denkaufgaben spiegelte sich auch in der Hirnstruktur der Senioren wider. Bei solchen Probanden, die dauerhaft erhöhte Blutzuckerwert hatten – aber (noch) nicht zuckerkrank waren –, fanden die Forscher weniger Neuronen und Synapsen besonders im Hippokampus, also in der Hirnregion, die für die Gedächtnisbildung und das Lernen unersetzlich ist.

Ist ständig zu viel Zucker da, macht das der empfindlichen Hippokampusregion zu schaffen.

Möglicherweise werden die Nervennetze angegriffen, weil der viele Zucker Entzündungsreaktionen ankurbelt. Oder die Zuckerflut hat, wie die Berliner Wissenschaftler vermuten, einen direkten toxischen Einfluss auf die sensiblen Neuronen – und beschleunigt damit altersbedingte Abbauerscheinungen im Gehirn, mit denen wir uns im nächsten Kapitel beschäftigen.

> **Fazit**
> Unser Körper ist nicht für das zuckersüße Leben gebaut. Dabei kommt es nicht nur darauf an, wie viel Zucker wir essen, sondern auch, wann wir es tun. Wer sich den Zucker rigoros verkneift, greift gern zu Fettigem. Das, was die Experten die Zucker-Fett-Wippe nennen, geht auch anders herum. Wer Fett meidet, liebt es häufig süß.

Literatur

Campagna I (2018) Süchtig nach Zucker. Gehirn Geist 1:70–75
DiNicolantonio JJ (2017) Added sugar drive coronary heart disease. Open Heart 4(2):e000729. https://www.ncbi.nlm.nih.gov/pmc/articles/PMC5708308/. Zugegriffen am 27.06.2018

DWDS (2018) „Zucker", bereitgestellt durch das Digitale Wörterbuch der deutschen Sprache. https://www.dwds.de/wb/Zucker. Zugegriffen am 27.06.2018

Ginieis R et al (2018) The „sweet" effect: comparative assessments of dietary sugars on cognitive performance. Physiol Behav 184:242–247

Grimm, Gebrüder (1854–1960) „Zucker". In: Deutsches Wörterbuch von Jacob Grimm und Wilhelm Grimm, Erstbearbeitung (1854–1960), digitalisierte Version im Digitalen Wörterbuch der deutschen Sprache. https://www.dwds.de/wb/dwb/Zucker. Zugegriffen am 27.06.2018

Hirn L (2006) Süßes Leben in der Südsee. FAZ 2. März 2006. http://www.faz.net/aktuell/gesellschaft/gesundheit/diabetes-suesses-leben-in-der-suedsee-1303882.html. Zugegriffen am 27.06.2018

Hobhouse H (2000) Fünf Pflanzen verändern die Welt. dtv, München

Kaufmann JC (2006) Kochende Leidenschaft – Soziologie vom Kochen und Essen. UVK, Konstanz

Kerti L et al (2013) Higher glucose levels associated with lower memory and reduced hippocampal microstructure. Neurology 81:1746–1753

Morris CJ et al (2015) Endogenous circadian system and circadian misalignment impact glucose tolerance. PNAS 112:E2225–E2234

Pospiech J (2018) Zweijährige hat noch nie Zucker gegessen. https://www.merkur.de/leben/gesundheit/zweijaehrige-noch-zucker-gegessen-zr-9512959.html. Zugegriffen am 27.06.2018

Sadler MJ et al (2015) Sugar fat seesaw: a systematic review of the evidence. Crit Rev Food Sci Nutr 55:338–356

Stanhope K (2016) Sugar consumption, metabolic disease and obesity: the state of the controversy. Crit Rev Clin Lab Sci 53:52–67

zuckerwirtschaft.de. Zuckermarkt Deutschland. http://www.zuckerverbaende.de/zuckermarkt/zahlen-und-fakten/zuckermarkt-deutschland.html. Zugegriffen am 27.06.2018

4

Älter werden

Wir Menschen sind auf Reifung angelegt – nicht auf ewige Jugend. (Eckart von Hirschhausen)

Zum Einstieg

Unser Lebensstil und unsere Ernährung beeinflussen die Geschwindigkeit, mit der wir altern. Es kommt darauf an, ob wir ständig auf Hochtouren laufen, Hochkalorisches verschlingen oder uns Pausen gönnen, im Wechsel zwischen Ruhe und Aktivität bewegen und ausgewogen ernähren. In diesem Kapitel schauen wir uns an, was die Ursachen von Alterungsprozessen sind, ob das Gehirn auch noch im Alter neue Nervenzellen bilden kann und wie dies alles mit unserem Ernährungsverhalten zusammenhängt.

Als Roger Button seinen Sohn im Krankenhaus zum ersten Mal zu sehen bekommt, erlebt er eine gehörige Überraschung. Im Kinderbett liegt kein Säugling, sondern ein alter bärtiger Mann. Als Mutter und Kind nach Hause entlassen werden, spielt Benjamin daheim nicht mit Stofftier und Rassel, sondern liest die „Encyclopedia Britannica" und raucht Zigarre. Die Verfilmung von Francis

© Springer-Verlag GmbH Deutschland, ein Teil von Springer Nature 2019 **47**
U. Gebhardt, *Gesundheit zwischen Fasten und Fülle*,
https://doi.org/10.1007/978-3-662-57990-9_4

Scott Fitzgeralds Geschichte von Benjamin Button, der, als alter Mann geboren, immer jünger wird und schließlich als 70-jähriger Säugling stirbt, erhielt 2009 drei Oscars.

Preisgekrönt wurden unter anderem die Maskenbildner im Filmteam, die das Gesicht des Hauptdarstellers Brad Pitt vom faltigen Greis mit schütterem Haar gekonnt in das eines Jünglings verwandelten. Der Film kehrt die natürlichen Prozesse um und spielt mit der Frage, wie es wäre, wenn wir im Leben nicht älter, sondern jünger würden.

4.1   Merkmale des Alter(n)s

Unzählige Forschungsvorhaben beschäftigen sich mit der Frage, was beim Altern überhaupt passiert und wie wir die Prozesse womöglich, wenn schon nicht umkehren, so doch wenigstens verlangsamen können. Im Spiegel sehen wir Falten, Tränensäcke, hängende Lider und graue Haare, die Molekularbiologen schauen tiefer, auf das, was auf der Ebene der Zellen und Moleküle passiert und womöglich Ursachen für das Altern sind.

In manchen Geweben – unter anderem der Haut, der Leber oder Lunge – sammeln sich gealterte Zellen an. Sie sind im **Zellzyklus** steckengeblieben, können weder vor noch zurück. Normalerweise würden sie von den Immunzellen weggeräumt, doch auch deren Energie lässt zunehmend nach. Gewebe erneuern sich nicht mehr so wie in jungen Jahren, **Stammzellen** liefern weniger Nachschub an Immunzellen, Knochen, Muskeln, Gehirn (Lòpez-Otìn et al. 2013).

Im Laufe der Jahre haben sich **genetische Schäden** im Erbmaterial angesammelt, Veränderungen an einzelnen Stellen des DNA-Stranges (Punktmutationen) treten auf, aber auch Modifikationen an der Verpackung der DNA, die die Aktivität von Genen verändern (epigenetische Veränderungen). Die stabilisierenden Schutzkappen an den Enden der Chromosomen, die Telomere, sind abgenutzt. Die Gefahr für ein unkontrolliertes Zellwachstum, eine Tumorbildung, steigt.

Dem einen oder anderen fällt mit den Jahren die **Atmung** schwerer. Die Kellertreppe, die Steigung am Berg, der Spurt zur Bushaltestelle, all das geht weniger leichtfüßig. Im ganz Kleinen funktioniert die Atmung der Zellen schwergängiger, weil deren Kraftwerke, die **Mitochondrien**, weniger effizient arbeiten. Diese kleinen kugeligen Organellen, die in tausendfacher Ausführung in Zellen vorhanden sind, wandeln die Energie aus der Nahrung, aus den Fettsäuren, Kohlenhydraten, Proteinen, in ein energiereiches Universalmolekül, das ATP (Adenosintriphosphat), um. Dabei verbrauchen die Mitochondrien Sauerstoff.

Die Altersforschung beschäftigt sich seit langem intensiv mit den Mitochondrien. Mit zunehmendem Alter sinkt die Anzahl dieser Organellen unter anderem auch deshalb, weil weniger neu gebildet werden. Stattdessen arbeiten auch angeschlagene Zellkraftwerke weiter, weil sie von der zellinternen Qualitätskontrolle nur ungenügend aus dem Verkehr gezogen werden. Wenn die Organellen im Laufe der Zeit etwas „unsauber" vor sich hin werkeln, heißt das, dass beim Veratmen der Nährstoffe zunehmend reaktive, also aggressive Sauerstoffmoleküle anfallen. Diese schädigen andere Zellbausteine und treiben so die Vergänglichkeit noch weiter voran. Neuere Forschungen schreiben den **reaktiven Sauerstoffen** nicht mehr nur die Rolle des Bösewichts zu (Pani 2015). Womöglich sind die Moleküle in kleinen Mengen so etwas wie eine kalte Dusche zur Steigerung der Abwehrkraft.

Sie aktivieren Schutzmechanismen, die den Körper stärken statt zu schwächen.

Im Alter weniger Aufräumen, weniger „Autophagie"
Unser Körper verfügt über ein geniales Recyclingsystem, mit dessen Hilfe verklumpte Makromoleküle und geschädigte Zellorganellen aufgespürt, verdaut und die wertvollen Rohstoffe wiederverwertet werden. Der japanische Zellbiologe *Yoshinori Ohsumi* bekam 2016 den Nobelpreis für seine Entdeckungen über die zelluläre Müllverwertung. Bei Laborstudien mit Hefezellen war Ohsumi dem von mindestens 35 Genen gesteuerten Programm der „Autophagie", des „Selbstverdaus", auf die Schliche gekommen.

> Leben gelingt durch einen feinen Ausgleich zwischen Aufbau (Synthese) und Abbau. Ich habe entdeckt, dass für die Erhaltung eines dynamischen, biologischen Systems wie dem menschlichen Körper der Abbau genauso wichtig ist, wie der Aufbau. (Der japanische Forscher Yoshinori Ohsumi beim Stockholmer Nobelpreisträger-Bankett 2016).

In einem alten Organismus sinkt die Autophagierate in der Regel, die Reinigungsprozesse können mit der Menge des anfallenden Zellschrotts nicht mehr mithalten, das Gleichgewicht gerät ins Wanken. Doch **Ausdauertraining, Nährstoffknappheit und Fasten bringen die Autophagie auf Trab**, im ganzen Körper und auch im Gehirn, ein wesentlicher Punkt, auf den wir in den nächsten Kapiteln noch ausführlicher zurückkommen werden.

Kommunikationsprobleme
„Was hast du gesagt? Ich verstehe dich nicht, du sprichst so undeutlich!" Die Unterhaltung mit einem älteren Menschen kann durchaus einmal ins Stocken geraten. Die feinen Sinneshärchen im Innenohr zeigen Ermüdungserscheinungen. Weitaus weniger offensichtlich sind zelluläre

Kommunikationsprobleme, die im Alter ebenfalls zunehmen, der Austausch von Informationen über Hormone, Neurotransmitter oder immunologische Botenstoffe.

Das Immunsystem durchzieht den Körper als ein riesiges Netzwerk – es gibt Wächterzellen in der Peripherie, patrouillierende Fresszellen im Blut, Antikörper produzierende Zellen in den Schleimhäuten, Mikrogliazellen im Gehirn mit Stütz- und Abwehrfunktion, um nur ein paar Spezialisten zu nennen. Sie sind in ständigem Austausch untereinander und auch mit den Zellen des Nervensystems.

Bewahrt sich das Immunsystem ein frisches jugendliches „Gehör" und ein flexibles Reaktionsvermögen, hält das den ganzen Menschen jung. Hinweise dafür hat der Immunologe *Claudio Franceschi* von der Universität Bologna bei Angehörigen der Familie Melis auf Sardinien gefunden. Die 150-köpfige Familie gilt als eine der langlebigsten weltweit (Bachstein 2012). Die Lebensuhr der Melis scheint langsamer zu laufen. Das mag an der genetischen Grundausstattung liegen, aber auch am Lebens- und Ernährungsstil – gegessen wird hauptsächlich, was auf den Feldern und in den Gärten vor Ort wächst, man ist gesellig und aktiv bis ins hohe Alter.

Claudio Franceschi fand heraus, dass die alten Sarden im Durchschnitt einen niedrigeren Pegel an Entzündungsstoffen im Blut haben. Normalerweise steigen die Entzündungswerte im Alter naturgemäß an, aber das Ausmaß ist von Mensch zu Mensch unterschiedlich. Bei diesem von Claudio Franceschi entdeckten „inflamm-aging", dem **Entzündungsaltern**, schütten die Abwehrzellen fälschlicherweise dauerhaft Boten- und Entzündungsstoffe aus – auch dann, wenn eigentlich kein Krankheitserreger aus dem Weg geräumt werden muss (Franceschi et al. 2017). Die Ursachen dafür sind Kommunikationsschwierigkeiten zwischen den Immunzellen, weniger Aufräumaktionen und eine sinkende Autophagierate.

Stille Entzündungen

Wer gesund altert und lange lebt, hat meist niedrigere Pegel an Entzündungsstoffen im Blut oder bessere Mechanismen parat, die das Körpergewebe vor Schäden durch die Entzündung schützen. Karsten Krüger, ehemaliger Leistungssportler, Biologe und Sportwissenschaftler, zählt in seinem Buch „Der stille Feind in meinem Körper" auf, was stille oder versteckte Entzündungen antreibt (Krüger 2017). Der wohl bedeutendste Faktor für die Entstehung stiller Entzündungen in den westlichen Industrienationen sei wahrscheinlich eine Fehlernährung mit folgendem Übergewicht, schreibt Krüger.

Das Fettgewebe selbst ist ein endokrines Organ, setzt also hormonähnliche Stoffe, die Adipokine, frei. Ist zu viel Fett da, schütten die Pölsterchen verstärkt Entzündungsstoffe wie den Tumornekrosefaktor oder das Interleukin-6 aus. Überernährung, Bauchfett, entzündungsfördernde Nahrungsbestandteile (etwa ein Zuviel an gesättigten Fettsäuren, Zucker), Rauchen, Feinstaub, Stress, Schlaf- und Bewegungsmangel fördern Entzündungsprozesse und geben Stoffwechselerkrankungen, Diabetes Typ 2, Herzinfarkt, Schlaganfall Vorschub, schädigen Darm, Gelenke, Gehirn, Muskulatur und begünstigen Krebserkrankungen.

4.2 Das alte Gehirn

Würde man das Gehirn eines gerade verstorbenen 30-Jährigen mit dem eines 80-Jährigen vergleichen, würde selbst dem Nichtfachmann auffallen: das „alte" Gehirn ist kleiner und leichter. Es enthält weniger Synapsen, hat kürzere Nervenzellfortsätze, ist schlechter durchblutet, und hin und wieder gibt es kleine Lücken im regelmäßigen Miteinander der dicht gepackten Nervennetzwerke. Manche

Hirnregionen schrumpfen stärker als andere, wie beispielsweise das Stirnhirn (verantwortlich für Persönlichkeit, Sozialverhalten) oder der Scheitellappen (Körperwahrnehmung).

Die Ursache ist ein langsamer Abbau von Nervenzellen (graue Hirnsubstanz) und ihren Verbindungen (der weißen Hirnsubstanz) untereinander. Haben Frauen in ihren Zwanzigern noch etwa 149.000 Kilometer mit Myelin umhüllte Nervenfasern im Kopf, sind es 60 Jahre später „nur" noch 82.000 Kilometer (dasgehirn.info 2013).

Dieses „Weniger" heißt aber nicht unbedingt „schlechter". Einige Wege, Bahnen und Verknüpfungen haben sich bewährt im Laufe der Jahre, andere, ungenutzte, wurden wieder aufgegeben. Wissen hat sich angesammelt, auf das bis ins hohe Lebensalter zurückgegriffen werden kann. Ein Computer, der all das abspeichern kann, was ein Mensch im Laufe von 80 Lebensjahren in seinem Gedächtnis gesammelt hat, müsste eine Speicherkapazität von einer Millionen Gigabyte, das entspricht etwa 2,5 Millionen CDs, haben (Korte 2017). Was nachlässt im Alter, ist jedoch die Gehirnplastizität, also die Fähigkeit, neue Synapsen oder gar neue Nervenzellen, zu bilden – das Lernen oder Abspeichern neuer Gedächtnisinhalte fällt schwerer.

Neue Nervenzellen im erwachsenen Gehirn?
Ob und wie lange das menschliche Gehirn auch noch im Alter neue Nervenzellen bilden kann, ist umstritten. Der spanische Mediziner und Nobelpreisträger *Santiago Ramòn y Cajal* (1852–1934) war da gar nicht optimistisch. „Wenn die Entwicklung abgeschlossen ist, trocknen die Quellen für Wachstum und Regeneration unwiderruflich aus", schrieb der Pionier der Neurowissenschaften im Jahr 1928. Im erwachsenen Gehirn seien die Nervenbahnen fixiert und unveränderlich, „alles kann sterben, aber nichts kann regenerieren" (Yong 2018).

Lange Zeit galt als unverrückbar, man müsse leben mit dem, was man im Köpfchen hat, neue Nervenzellen würden nur in den ersten Lebensjahren aus Stammzellen vor Ort gebildet. Gealterte, verbrauchte Nervenzellen könnten nach dieser Theorie nicht durch frischen Nachwuchs ersetzt werden.

Ende der 1960er-Jahre mehrten sich die Hinweise, dass die Sache doch nicht so eindeutig ist. Im Gehirn von ausgewachsenen Ratten beobachtete der Psychologe Joseph Altmann, ein Forscher am MIT in Boston, die Geburt neuer Nervenzellen (Kempermann 2016).

Ende der 1980er-Jahre fanden Forscher schließlich auch im erwachsenen Gehirn des Menschen neugebildete Neuronen.

Als Geburtsstätte machte man den **Hippokampus** aus, jene Region im Inneren des Gehirns, die als „Tor zum Gedächtnis" bezeichnet wird. Neuronale Stammzellen seien, so nun die Forschermeinung, nicht nur dazu da, neue Neuronen zu bilden, um tote oder geschädigte zu ersetzen, sondern hätten mit der Neuproduktion auch Anteil am Alltagsgeschäft des Gehirns, etwa an unseren Lernfähigkeiten.

Nach Jonas Frisèn vom Karolinska-Institut in Stockholm würden im Hippokampus eines Erwachsenen täglich etwa 700 neue Neuronen gebildet. Der Stammzellforscher berechnete diese Zahl 2013 mit Hilfe von Gehirnproben Verstorbener, deren Neuronen radioaktiven Kohlenstoff eingebaut hatten, der durch Atombombentests in die Atmosphäre und in die Nahrungskette gelangt war. Mit der Radiokarbon-Methode bestimmte der schwedische Forscher das Alter der Neuronen in den Proben. Fanden sich im Gehirn eines 70-Jährigen z. B. Nervenzellen, die erst 20, 10 oder gar 5 Jahre alt waren, war das ein klarer Hinweis für die Neubildung von Nervenzellen im Lebenslauf des Verstorbenen.

Was zunächst eindeutig erschien, geriet 4 Jahre später wieder ins Wanken. Auf einem Treffen der US-amerikanischen Society for Neuroscience in Washington, D.C., stellten Arturo Alvarez-Buylla und sein Team von der University of California Daten vor, die sie später im Fachjournal „Nature" veröffentlichen: Die Forscher hatten sich Gehirnproben von 54 Verstorbenen, vom Embryo bis zum 77-Jährigen, angeschaut. Bei fetalem Gewebe und bei kleinen Kindern fanden sie zahlreiche sich teilende Neuronen, bei einem 13-jährigen Teenager nur noch eine Handvoll, bei Erwachsenen gab es keine jungen, frischen Neuronen mehr (Sorrells et al. 2018).

Ob es eine Neurogenese im Gehirn von Erwachsenen gibt, regelmäßig oder als Ausnahmeerscheinung, ist also auch 90 Jahre nach Cajal noch nicht geklärt. *Gerd Kempermann*, Neurowissenschaftler von der TU Dresden und Buchautor („Die Revolution im Kopf – Wie neue Nervenzellen unser Gehirn ein Leben lang jung halten"), bleibt dabei, dass auch das erwachsene Gehirn neue Nervenzellen bildet, wenn es Anregung erfährt (Kempermann 2016). Nur weil die Forscher keine neuen Neuronen gesehen hätten, hieße das nicht, dass keine da seien, kommentiert er die aktuelle Studie aus Kalifornien (spektrum. de 2018).

Möglicherweise gibt es von Mensch zu Mensch große Unterschiede, in welchem Umfang Neuronen auch noch im Alter gebildet werden. Junge Nervenzellen im Gehirn zu entdecken, vor allem in Gewebe, das nach dem Tod entnommen wurde, ist technisch sehr herausfordernd. Womöglich schleichen sich Fehler ein, und dann können zwei Forscher bei identischem Probenmaterial durchaus mal zu unterschiedlichen Ergebnissen kommen.

4.3 Nahrung und Neurodegeneration, Alzheimer und der Hypothalamus

Je älter wir werden, desto schwächer arbeitet unser Recyclingsystem, die Autophagie; es gelingt immer schlechter, geschädigte Makromoleküle oder funktionsuntüchtige Zellbestandteile aus dem Verkehr zu ziehen. Auch in den
Nervenzellen können verklumpte Proteine auftauchen.
Wird die Last zu groß, sterben die Neuronen. Bei der
Alzheimer-Demenz machen den Hirnzellen überdurchschnittlich viele verklumpte „Tau"-Proteine und Ansamm-
lungen unlöslicher Amyloid-Beta-Peptide zu schaffen. Zellen sterben, besonders im Hippokampus (zuständig für
Lernen und Gedächtnis), der Amygdala (dem „Mandel-
kern", Verarbeitung von Gefühlen), dem präfrontalen Kor-
tex („Stirnlappen", Verarbeitung sensorischer Signale); die
Folgen sind bekannt: Gedächtnis- und Orientierungs-
schwierigkeiten, Sprachstörungen, Veränderung der Persönlichkeit.

Ob die Proteinverklumpungen und Amyloid-Plaques die
Ursache oder Folge der Demenz sind, bleibt unter
Alzheimer-Forschern umstritten. Zwar fanden amerikanische Forscher im Jahr 2008 bei sogenannten Super-Agern,
„weisen Greisen", die auch im hohen Alter geistig noch besonders fit waren, wenig verklumpte Tau-Proteine (Morris
et al. 2017). Aber die Menge der Klümpchen und Läsionen
variiert im Alter von Mensch zu Mensch und macht, selbst
wenn es viel davon gibt, noch lange keine Demenz.

Bei den Teilnehmerinnen der **„Nonnenstudie",** an der
sich seit 1986 mehr als 650 Ordensfrauen der „Armen
Schulschwestern von Unserer Lieben Frau" beteiligt hatten,
war bei rund einem Drittel das Gehirn durch Plaques und

den Nervenabbau stark mitgenommen, wie die Autopsien nach dem Tod der Nonnen zeigten. Doch die wenigsten der Frauen waren im Alter dement gewesen (Iacono et al. 2015).

Schwester Bernadette, beispielsweise, hielt sich wie die meisten ihrer Mitschwestern bis ins hohe Alter körperlich und geistig fit. Ihr Gehirn war jedoch, wie sich nach ihrem Tod herausstellte, von Plaques übersät. Im Gehirn dieser Frauen zeige sich die Wirksamkeit von Selbstheilungskräften, über die unser Körper verfüge, meint der Neurobiologe Gerald Hüther: Der Abbau sei da, aber den Hirnen der Nonnen sei es gelungen, den Verlust durch neuroplastische Kompensation auszugleichen, also neue Verbindungen (zwischen Nervenzellen) herzustellen (Hüther 2017).

Regenerative Prozesse würden, laut Hüther, ganz von allein angestoßen, wenn es dem Menschen gut gehe und wenn es ihm gelänge, sein Leben sinnhaft zu gestalten. Zum abwechslungsreichen, erfüllenden Leben der Nonnen gehören nicht nur die Zugehörigkeit zu einer Gemeinschaft, Gottvertrauen und Gebet, sondern auch herausfordernde Tätigkeiten etwa als Lehrerin; und Enthaltsamkeit, wozu auch ein gemäßigter Umgang mit den Gaumenfreuden gehört.

Nehmen wir hier dauerhaft zu viel zu uns, leisten wir der Demenz kräftig Vorschub.

Wie sehr unser Hirn altert, wie sehr es degeneriert oder wie sehr es im positiven Sinne einen Abbau durch neue Verbindungen zwischen Nervenzellen oder gar neue Neuronen ausgleichen kann, hängt auch und womöglich entscheidend von unserer Energiebalance ab.

Ein exzessiver Überschuss an Nährstoffen scheint sich verheerend auf die Hirnfunktion auszuwirken. Ist der Energiestoffwechsel gestört durch ein Zuviel an Blutzucker, Triglyzeriden und freien Fettsäuren, sind die Neuronen, so zeigt es sich im Tierexperiment, anfälliger für Stress, beispielsweise durch reaktive Sauerstoffmoleküle, und sterben schneller ab. Adipositas, also krankhaftes Übergewicht, und Diabetes vom Typ 2 (Altersdiabetes) sind in epidemiologischen Studien eindeutig verbunden mit einem beschleunigten Rückgang der Hirnsubstanz, der Gedächtnisleistung und Demenz im Alter (Prehn et al. 2017).

Zeitgeber Hypothalamus

Ohne den Hypothalamus, eine Region im Zwischenhirn, geht gar nichts. Der Hypothalamus kontrolliert das Wachstum, die Fortpflanzung und den Stoffwechsel. Die Nervennetze dort regulieren sämtliche inneren Organe, Herz, Kreislauf, Atmung, Verdauung, Nahrungsaufnahme, Schlafen/Wachen und die Sexualfunktion. Informationen über interne Messungen (Hormonkonzentrationen, Nährstoffspiegel usw.) gehen hier ein, ebenso sensorische Meldungen, wie der Geruch oder Geschmack. Wichtig für uns an dieser Stelle: Der Hypothalamus ist wohl ein entscheidender Mittler für die Verknüpfung von „Überfutterung" und schnellerem Altern.

> **Biorhythmen: Die innere Uhr im Hypothalamus**
>
> Im Hypothalamus befinden sich das Sättigungs- und das Hungerzentrum, die über jeweils ausgeschüttete Hormone unser Essverhalten regulieren. Außerdem sitzt dort die oberste **innere Uhr**, *der Dirigent* im Körper schlechthin, an dem sich alle inneren Uhren in den einzelnen Körperzellen orientieren, der völlig autonom auch ohne äußere Reize funktioniert, sich aber durch äußere Reize, wie etwa Licht oder Nahrung, nachjustieren, fein einstellen lässt. Die zentrale innere Uhr (im Fachjargon der „suprachiasmatische Kern") besteht aus rund 100.000 Nervenzellen und liegt direkt über dem Sehnerv, der über die durch das Auge eingefangenen Informationen meldet, ob es hell oder dunkel, Tag oder Nacht ist.

Ist das System durch ein „Zuviel" belastet, zu viel Nährstoffe, zu viel Stress, zu viel Entzündungsstoffe, reagieren
auch Immunzellen vor Ort, die Mikrogliazellen im Hypothalamus, gereizt und „entzünden" sich. Eine Stressantwort
im Hypothalamus kommt in Gang, bei dem der Entzündungsfaktor NF-kappa B vermehrt auftaucht. Das hat ungute Folgen. Zum einen bringt diese **Neuroinflammation**
auch die Nahrungssensoren im Hypothalamus durcheinander, was die vom Gehirn gesteuerte Kontrolle des Energie-
und Zuckergleichgewichtes noch mehr stören kann (Gabuzda und Yankner 2013).

Zum anderen bringt die Entzündung den Hypothalamus
dazu, einen kräftigen Gang zurückzuschalten. Auf moleku-
larbiologischer Ebene heißt das: Zellen im Hypothalamus
schütten ihrerseits weniger des Hormons **„gonadotro-
pin-releasing factor" (GnRH)** aus. Das klingt alles kom-
pliziert, aber jetzt sind wir am springenden Punkt.

GnRH reguliert nicht nur die Freisetzung der Sexualhor-
mone. Es beeinflusst direkt oder indirekt auch die Neubildung von Nervenzellen und damit das Gedächtnis, die
Muskel- und Knochenstärke, die Hautalterung. Weniger
GnRH bedeutet schnellere Alterung. Im Laborexperiment
leben Mäusen länger, wenn man den Entzündungsfaktor
NF-kappa B in ihrem Hypothalamus gezielt hemmt, sie sterben früher, wenn man ihn aktiviert. Spritzt man Mäusen
zusätzliches GnRH, verlangsamt sich der Alterungsprozess,
ebenso wenn man den Hypothalamus mit frischen neuronalen Stammzellen junger Mäuse bereichert (Palmer 2013).
**Entzündung und Stress sind offenbar alte evolutio-
näre Stoppschilder, die dem Körper signalisieren,** während Zeiten der Infektion, der Verletzung (kurz) mit der
Fortpflanzung, mit dem Wachstum innezuhalten bzw. bei
einem langfristigen „Entzündungshoch" von der Repro-
duktionsphase **in den Alterungsprozess überzutreten.**

Doch eine Gegenbewegung ist möglich. Körperliche Aktivität, Fasten und ein aktiver, den Geist herausfordernder Lebensstil senken ungute, heißgelaufene Entzündungsprozesse, schützen Neuronen und lassen die zentrale Sanduhr im Hypothalamus langsamer rieseln. Über welche Mechanismen gerade das Fasten Körper und Gehirn jung erhalten, erfahren wir im nächsten Kapitel. Das meiste Wissen dazu stammt aus Beobachtungen an Tieren, einige von ihnen sind Meister des Verzichts.

Fazit

Darüber, ob das Gehirn auch noch im Alter maßgeblich neue Nervenzellen bilden kann, ist sich die Wissenschaft nicht einig. Sicher ist aber etwas anderes: Ein Zuviel an Nährstoffen, ein Zuviel an Stress und Entzündungsstoffen lässt die Lebensuhr im Hypothalamus schneller laufen, Gehirn und Körper altern rascher.

Literatur

Bachstein A (2012) Neun Geschwister, 819 Lebensjahre. Süddeutsche Zeitung. https://www.sueddeutsche.de/panorama/aelteste-familie-der-welt-auf-sardinien-neun-geschwister-lebensjahre-1.1447827. Zugegriffen am 02.08.2018

dasGehirn.info (2013) Das Gehirn in seinen reifen Jahren. https://www.dasgehirn.info/grundlagen/das-gehirn-im-alter/das-gehirn-seinen-reifen-jahren. Zugegriffen am 02.08.2018

Franceschi C et al (2017) Inflammaging and „Garb"-aging. Trends Endocrinol Metab 28(3):199–212

Gabuzda D, Yankner BA (2013) Inflammation links ageing to the brain. Nature 497:197–198

Hüther G (2017) Neue Bausteine gegen die Demenz. http://www.haz.de/Sonntag/Top-Thema/Neue-Bausteine-gegen-die-Demenz. Zugegriffen am 02.08.2018

Iacono D et al (2015) APOe2 and education in cognitively normal older subjects with high levels of AD pathology at autopsy: findings from the Nun study. Oncotarget 6(16):14082–14091

Kempermann G (2016) Die Revolution im Kopf. Droemer, München

Korte M (2017) Wir sind Gedächtnis. DVA, München

Krüger K (2017) Der stille Feind in meinem Körper. Scorpio, München

Lòpez-Otìn O et al (2013) The hallmarks of aging. Cell 153:1194–1217

Morris GP et al (2017) Inconsistencies and controversiessurrounding the amyloid hypothesis of Alzheimers disease. Acta Neuropathol Common. https://www.ncbi.nlm.nih.gov/pmc/articles/PMC4207354/. Zugegriffen am 02.08.2018

Ohsumi Y (2016) Nobel Lecture. https://www.nobelprize.org/nobel_prizes/medicine/laureates/2016/ohsumi-lecture.html. Zugegriffen am 02.08.2018

Palmer C (2013) Molecules in the brain trigger aging. https://www.nature.com/news/molecules-in-the-brain-trigger-ageing-1.12891. Zugegriffen am 02.08.2018

Pani G (2015) Neuroprotective effects of dietary restriction: evidence and mechanisms. Semin Cell Dev Biol 40:106–114

Prehn K et al (2017) Caloric restriction in older adults – differential effects of weight loss and reduced weight on brain structure and function. Cereb Cortex 27:1765–1778

Sorrells SF et al (2018) Human hippocampal neurogenesis drops sharply in children to undetectable levels in adults. Nature 555(7696):37781

spektrum.de (2018) Entstehen im erwachsenen Gehirn doch keine Nervenzellen mehr? https://www.spektrum.de/news/entstehen-im-erwachsenen-gehirn-doch-keine-nervenzellen-mehr/1549499. Zugegriffen am 02.08.2018

Yong E (2018) Do adult brains make new neurons? https://www.theatlantic.com/science/archive/2018/03/do-adult-brains-make-new-neurons-a-contentious-new-study-says-no/555026/. Zugegriffen am 02.08.2018

Teil II

Verzicht

5

Fasten im Tierreich

… Meanwhile the wild geese, high in the clean blue air, are heading home again … (Mary Oliver, „Wild geese")

Zum Einstieg

Was haben Königspinguin, Knutt und Seelöwe in einem Buch über das Fasten zu suchen? Diese Tiere sind Meister des Verzichts – und der Blick auf unsere Mitbewesen soll helfen, zu verstehen, mit welchen flexiblen Anpassungsmechanismen ein Organismus verschiedene „Dürreperioden" durchleben kann. Fast alles, was wir heute über die positiven Effekte des Fastens auf den Körper und das Gehirn wissen, stammt aus Beobachtungen an Tieren bzw. aus Studien am Tiermodell.

Als Paula am 15. Juli die niederländische Insel Terschelling erreicht, hat sie 4000 Kilometer hinter sich gebracht. Der kleine amselgroße, mit einem Sender ausgestattete Vogel, ein Knutt (*Calidris canutus*), ist die Strecke zwischen dem Brutgebiet in Ellesmere Island im nordöstlichen Kanada und der niederländischen Nordseeküste in nur 60 Stunden geflogen. Während dieser zweieinhalb Tage hat Paula nicht gefressen, aber Unmengen an Energie verbraucht und dabei fast die Hälfte ihres Körpergewichts eingebüßt. Sie wird im Wattenmeer überwintern.

© Springer-Verlag GmbH Deutschland, ein Teil von Springer Nature 2019   **65**
U. Gebhardt, *Gesundheit zwischen Fasten und Fülle*,
https://doi.org/10.1007/978-3-662-57990-9_5

Etwa die Hälfte aller rund 10.000 Vogelarten zieht regelmäßig über größere oder kleinere Distanzen um die Welt. Schätzungsweise 50 Milliarden einzelne Tiere sind dabei jährlich unterwegs! Dabei überwinden die Vögel Kontinente, Ozeane, Eisfelder, Wüsten und Gebirge – Grenzen kennen die gefiederten Genossen nicht. Zugvögel sind optimal an die Belastungen einer solchen Wanderung angepasst. Der Knutt deckt 90 % seines Energiebedarfes während des Fluges aus Fett, einem optimalen, weil leichten und energiedichten Brennstoff, den er zuvor in seinen Brustmuskeln abgespeichert hat.

Wertvolle Proteinbausteine des Organismus werden meist kaum abgebaut. Bei optimalem Flugverlauf brauchen die Vögel nach der Landung daher kaum Zeit zum Auftanken, sondern können sich rasch dem Brutgeschäft widmen, das beim Knutt ebenfalls sehr ökonomisch gestaltet ist. Die etwa 3 Wochen nach der Eiablage geschlüpften Küken führt das Männchen zur nächsten Futterstelle. Das Weibchen hat das Nest kurz vor (!) dem Schlüpfen verlassen und die Reise ins Überwinterungsgebiet angetreten. Die Küken fressen sofort selbstständig und sind nach 3 Wochen flügge. Die Sommer in der Arktis oder sibirischen Tundra (wo der Vogel ebenfalls brütet) sind kurz. Trotz des raschen und häufigen Hin und Hers können die kleinen Watvögel ein recht hohes Alter erreichen. Der älteste, beringte Knutt wurde in England gefunden, er lebte 25 Jahre.

5.1   „Fastende" Tiere?

Versteht man unter „Fasten" den freiwilligen Verzicht der Nahrungsaufnahme für einen begrenzten Zeitraum, „fasten" Tiere nicht im eigentlichen Sinne, sie können vielmehr in einer gewissen Phase auf einen extrem hypokalorischen

Lebensstil umsteigen. Andererseits folgt bei allen Tieren auf das Fressen und Verdauen stets eine mehr oder minder ausgedehnte Pause, die ruhig mit „Fasten" bezeichnet werden kann, weil sie sich deutlich vom Hungern unterscheidet (Secor und Carey 2016). So erlegt ein Wolf womöglich nur alle 10 bis 20 Tage ein Beutetier, sein Körper ist daran gewöhnt, Lebensprozesse laufen weiter, obwohl für eine gewisse Zeit keine oder nur eingeschränkte Ressourcen zur Verfügung stehen.

Fasten bei Tieren bedeutet ebenso nicht unbedingt „Nahrungsstress".

Fastende Tiere leben innerhalb eines Toleranzbereiches, eines Gleichgewichts, bei dem sich ihr Stoffwechsel – durch Verhaltensänderung, aber auch biochemisch und physiologisch – aktiv an eine bestimmte Lebenslage anpasst, ohne zu „hungern". Hungern tritt dann ein, wenn dieses Gleichgewicht verloren geht und krankhafte Prozesse in Gang kommen, die zum Tode führen können.

Nicht immer ist jedoch die Grenze klar, wann ein Fasten in ein Hungern übergeht. Kommen Zugvögel wegen ungünstiger Witterungsverhältnisse beispielsweise nur langsam voran, müssen sie zwischenlanden, wenn die Fettreserven aufgebraucht sind. Anderenfalls würde der Organismus seinen Energiebedarf durch den Abbau von Muskelproteinen decken. Mit einem geschwächten Brustmuskel werden die Tiere ihr Reiseziel nicht erreichen.

Tiere fasten kurz – von einer bis zur nächsten Mahlzeit, Stunden oder Tage – oder lang bis extrem lang, während des Winterschlafes oder der Sommerruhe, während Wanderbewegungen, des Brütens, des Junge-Versorgens, der Mauser, des Fellwechsels. Braun- und Schwarzbären fressen und trinken während des Winterschlafes 3 bis 7 Monate nicht. Dabei fahren sie ihren Energieverbrauch nicht nur durch die körperliche Inaktivität um 90 % bis 98 % herunter, auch die Körpertemperatur sinkt von 37 Grad auf etwa 30 Grad Celsius ab, zelluläre Syntheseprozesse laufen auf Sparflamme.

Den Winterschlaf gibt es bei vielen Tierarten in allen Klimazonen, nicht nur wegen der Kälte. Während einer gewissen Periode im Jahreslauf wird „gespart", um, wenn die Zeit gekommen ist, energieaufwendige Aktionen zu ermöglichen, wie das Wachstum, die Fortpflanzung oder das Versorgen der Jungen (Geiser 2013). Wenn es um den Nachwuchs geht, vollbringen Tiere ohnehin Höchstleistungen. Die weibliche Grüne Meeresschildkröte (*Chelonia mydas*) schwimmt ohne Nahrungsaufnahme, fastend, 2200 Kilometer von der Küste Brasiliens zur tropischen Insel Ascension, um dort ihre Eier abzulegen.

Der Königspinguin (*Aptenodytes patagonicus*) ist ebenfalls ein Meister des Fastens. Bis zu 5 Monate im Jahr kommt er wegen Brutgeschäft und Winterperiode ohne einen einzigen Fisch aus. Er lebt dann bei mitunter bis zu -60 Grad Celsius allein von seinen Fettpölsterchen und verliert dabei knapp die Hälfte seiner rund 15 Kilogramm Körpergewicht.

Ähnliche Rekordleistungen gibt es vom Seelöwen (*Mirounga angustirostris*) zu berichten (Houser et al. 2013). Die Tiere halten sich 8 bis 10 Monate im Wasser des Ostpazifiks auf und jagen hier nach kleinen Haien, Rochen und Tintenfischen. Im Herbst begibt sich zunächst das durchschnittlich 4 Meter lange und bis 2500 Kilogramm schwere Männchen für bis zu 4 Monate an Land, meist auf vorgelagerte Inseln an den Küsten von Kalifornien und Mexiko, um sich im Konkurrenzkampf mit den anderen Männchen zu beweisen. Gefressen und getrunken wird an Land nicht. Bevor die Männchen zur Futtersuche zurück ins Wasser gehen, haben sie rund ein Viertel ihrer Körpermasse verloren.

Im frühen Winter bringen die Weibchen in den Kolonien an Land jeweils ein Junges zu Welt, das stattliche 30 bis 40 Kilogramm auf die Waage bringt. In den 3½ Wochen Stillzeit sollen es rasch noch mehr werden, denn die Milch der Seelöwin ist eine der energiereichsten, die es gibt. Sie besteht zur Hälfte aus Fett, ein Zehntel sind Proteine (zum Vergleich die Muttermilch beim Menschen: etwa 4 % Fett, 1,5 % Protein, 7 % Kohlenhydrate, 87 % Wasser).

Der kleine Seelöwe trinkt jeden Tag 4 Kilogramm davon und verdreifacht, wen wundert es, rasch sein Gewicht. Danach wird das Junge abrupt abgestillt, die Vorräte des Weibchens sind verbraucht, ganze 57 % ihrer Fettmasse und ein Viertel ihres Körperproteins an die nächste Generation weitergegeben. Das Weibchen kehrt ins Wasser zurück, und nun muss das Junge fasten (bis zu 8 Wochen lang). Solange nämlich, bis es nach und nach seine Schwimmfähigkeiten verbessert und selbst für sich sorgen kann. Männchen und Weibchen kehren dann noch einmal an Land zurück, auch den Fellwechsel verbringen sie im Sommer bzw. Winter fastend.

5.2   Fastenphasen bei Tieren

Wenn Tiere fasten, durchlaufen sie meist **3 Phasen**. In der **ersten, der Anpassungsphase**, die einige Stunden bis zu einer Woche dauern kann, leert sich nach der letzten Nahrung der Darm. Daher verliert der Körper jetzt relativ viel Gewicht, die Verdauungsruhe tritt ein. Der Stoffwechsel schaltet langsam um und beginnt unter anderem mit der „Verbrennung" von Glykogen, der Speicherform der Glukose, die hauptsächlich in der Leber und im Muskel aufbewahrt wird.

Seelöwen halten während ihrer langen Fastenzeit den Blutzucker dauerhaft auf gleichem Niveau. Ist die Speicherglukose,

das Glykogen, verbraucht, kann der Seelöwe durch den Prozess der „Glukoneogenese" aus verschiedenen Ausgangsstoffen,
etwa bestimmten Aminosäuren, aus Glycerol oder aus Laktat
und Pyruvat, im Körper Glukose herstellen.

In der **zweiten Fastenphase** passt sich der Stoffwechsel
weiter an die Mangelsituation an. 90 % bis 98 % des Energiebedarfs werden nun durch die Verbrennung von Fettreserven gedeckt. Bei der Zerlegung der Fette entstehen Fettsäuren, die in der Leber zu sogenannten Ketonkörpern (mit
den chemischen Bezeichnungen Acetoacetat und Beta-
Hydroxybutyrat) umgewandelt werden. Gehirn und andere
Organe wie Herz und Niere nutzen die Ketonkörper als
alternativen Brennstoff zur Glukose. Besonders dem Gehirn scheint ein gelegentliches Umschalten vom Zucker auf
die Ketonkörper gut zu tun (Abschn. 5.3).

Wie stark die unterschiedlichen Organe auf das Fasten
reagieren, hängt nicht nur von der Dauer, sondern auch von
den Tieren ab. Ein Königspinguin beispielsweise verliert
während 5 Monaten Fasten 7,75 Kilogramm, das sind gut
50 % seiner Körpermasse; der Stockentenerpel magert
schon nach gut 3 Wochen Fasten auf rund die Hälfte seines
Körpergewichtes ab. Fettpolster schmelzen, die Leber
schrumpft, die Bauchspeicheldrüse ist weniger aktiv, Magen
und Darm sind im Ruhemodus, das Mikrobiom verändert
sich. Unbeeindruckt vom Fasten bleiben Herz, Lungen,
Nieren, sie behalten ihre Struktur und Funktion meist bei,
wie auch das Gehirn, das sein Gewicht und alle ausgebilde-
ten Nervennetze auch bei längeren Fastenperioden erhält.

Meistens fangen die Tiere am Ende der zweiten Fastenphase wieder an zu fressen. Tun sie das nicht, müssen in der
dritten Phase Proteine zu Aminosäuren abgebaut werden,
um die Lebensprozesse am Laufen zu halten. Meistens werden Muskelproteine angegriffen. Das geht nur begrenzt
und kann schnell bedrohlich werden. Schließlich sind es die

Proteine, die im Organismus als Gerüstmoleküle – (Herz!) Muskel –, als Enzyme, Hormone, Immunstoffe, als wesentliche Zellbestandteile, das Leben aufrechterhalten. Da 1 Gramm Protein nur ein Achtel der Energiemenge von 1 Gramm Fett enthält, ist der Verlust an Körpermasse in dieser dritten Phase viel stärker als in Phase 2. Versagen wegen des zunehmenden Gewebeabbaus lebenswichtige Organe ihren Dienst, sterben die Tiere. Der Tod tritt in der Regel dann ein, wenn 40 % bis 50 % des Proteinpools im Organismus aufgebraucht sind.

5.3 Tiere in der Alters- und Fastenforschung

Die Lieblinge der Altersforscher in den Laboren dieser Welt sind Hefen, Fadenwürmer, Fliegen, Fische, Mäuse und Ratten. Seit fast 100 Jahren bestätigt sich in Experimenten: Tiere, die dauerhaft oder immer wieder mit weniger Kalorien auskommen müssen, leben länger und bleiben auch im Alter gesünder als ihre fülligen Laborgenossen. Der Ruhepuls, der Blutdruck, die Entzündungsstoffe im Blut sinken ab, der Zuckerhaushalt ist ausgeglichen und das Altern des Immunsystems, die Immunseneszenz, herausgezögert (McCaslin 2017).

Wenn bei allem nicht übertrieben wird, und das „Weniger" nicht zum neuen „Mehr", zum krankhaften Verzicht, zur Essstörung (s. Kap. 8) mutiert, tut der Wechsel zwischen Verdauen und Verdauungsruhe dem ganzen Organismus gut, auch dem Gehirn.

Aus Studien an Tieren lassen sich zwei grundsätzliche Mechanismen ableiten, die erklären, warum das Fasten die Hirngesundheit fördert.

* Zum einen nehmen diejenigen Signale im Körper ab, die schädlich für das Gehirn sind und den Verlust von Nervenzellen fördern (Neurodegeneration). Dazu zählen Entzündungsstoffe (s. Kap. 4) oder ein dauerhaft erhöhter Insulinspiegel, als Zeichen eines unausgeglichenen Zuckerhaushaltes.

* Zum anderen verursacht das Fasten (ähnlich wie eine sportliche Betätigung) einen milden Stress auf den Organismus, wodurch Schutzmechanismen hochgefahren und besonders die empfindlichen Nervenzellen gegenüber toxischen Faktoren robuster werden. Fasten oder ein gelegentlicher Verzicht (seinem Körper etwas zumuten) stärkt die Widerstandskräfte. Das klingt ganz nach *Paracelsus* (1493–1541), der schon vor einigen Jahrhunderten die Idee äußerte, nach der geringe Dosen einer schädlichen Substanz durchaus eine positive Wirkung auf den Organismus haben können.

Der Evolutionsbiologe und Journalist Richard Friebe widmet dem „Prinzip der Widerstandskraft" ein ganzes Buch. Seiner Ansicht nach ist die „Hormesis" (aus dem Griechischen für Anregung, Anstoß) ein Grundprinzip der Natur und überall zu finden (Friebe 2016). An Stressreize passe sich ein Organismus an, zunächst mit direkter Abwehr und zukünftig mit gesteigerter Abwehr, schreibt Friebe. Stressreize, die „Hormetine", seien vielfältig und wirkten auf verschiedenen Ebenen auf den Körper. Als Beispiele listet er auf: Kälte, Wärme, Strahlung, körperliche Anstrengung (physikalisch), Nahrungsentzug, Nahrungsinhaltsstoffe (biologisch), Medikamente, Mineralien, Schwermetalle, Sauerstoff, freie Radikale (chemisch), Emotionen, geistige Aktivität, Meditation (psychologisch).

Wenn Tiere unter Laborbedingungen fasten (Stressreiz Nahrungsentzug), wirkt sich das auch günstig auf ihr

Gehirn aus. Aus neuronalen Stammzellen entstehen besonders in der Region des Hippokampus vermehrt neue Nervenzellen. Außerdem steigt die Bereitschaft, neue Verknüpfungen im Nervennetzwerk auszubilden, die Tiere können
besser lernen, sich erinnern, orientieren. Bei Mäusen, die
im Labor als Modell genutzt werden, um Erkrankungen
wie Alzheimer, Epilepsie, Schlaganfall oder Parkinson zu er-
forschen, macht das Fasten die Nervenzellen robuster und
überlebensfähig auch in Stresssituationen, der Neuronenverlust scheint gebremst. Forscher finden zudem weniger
verklumpte Tau- und Abeta-Proteine, zwei Moleküle, die
im Hirngewebe von Alzheimer-Patienten in und zwischen
den Nervenzellen abgelagert werden und die so genannten
„Plaques" bilden (Mattson 2015).

Wir machen einen kurzen Ausflug in das molekulare Di-
ckicht einer Zelle und schauen uns an, **über welche wichtigen vier Mechanismen sich das Fasten oder der (zeitlich begrenzte!) Nahrungsverzicht positiv auf das Gehirn
auswirken**.

Ketonkörper

Schon 12 bis 14 Stunden nach der letzten Mahlzeit beginnt
der Körper mit der Produktion von Ketonkörpern. Das
sind organische Verbindungen, die in der Leber aus Fettsäuren entstehen und vom Gehirn als alternative Energiequelle zu Glukose benutzt werden. Die Ketonkörper wie
das Beta-Hydroxybutyrat (BHB) passieren die Blut-Hirn-
Schranke und gelangen ins Gehirn, wo sie zahlreiche Wirkungen entfalten. Unter dem Einfluss von Ketonen erzeu-
gen die Mitochondrien in den Neuronen beispielsweise
weniger reaktive Sauerstoffe.

Das Keton BHB aktiviert eine Gruppe von Fresszellen
(Makrophagen) im Gehirn, die ihrerseits Neuronen schützen (Rahman et al. 2014). Das Keton BHB schützt in der

Laborkultur außerdem solche Nervenzellen, die in der Substantia nigra (Zellen in der „schwarzen Substanz" im Inneren des Gehirns, die an der Bewegungssteuerung beteiligt sind) den Neurotransmitter Dopamin herstellen; genau diese Zellen sterben bei der Parkinson-Erkrankung nach und nach ab. Außerdem kurbeln die Ketone im Gehirn die Produktion des Nervenwachstumsfaktors BDNF („brain-derived neurotrophic factor") an (Elamin et al. 2017).

Nervenwachstumsfaktor BDNF
Fasten fördert die Ausschüttung des Nervenwachstumsfaktors BDNF. Dieser Wachstumsfaktor treibt die Neubildung von Nervenzellen aus den Vorläuferstammzellen im Gehirn an, schützt Neuronen vor dem Absterben und wird während der Entwicklung des Gehirns, aber auch im Gehirn von Erwachsenen ausgeschüttet. Nicht nur Neuronen selbst tun dies, auch Zellen in der Peripherie, Muskel-, Herz-, Leber- und Fettzellen sind eine BDNF-Quelle.

Sport und Fasten steigern Gedächtnis und Lernvermögen, der BDNF scheint bei beiden Herausforderungen ein wichtiger Mittler zu sein. Der Faktor fördert die Ausbildung von Synapsen, die Verzweigung der Neuronenfortsätze, die synaptische Plastizität; und genau das braucht es, um neue Gedächtnisinhalte im Kopf zu verankern. Im Alter produzieren die Nervenzellen bei Mensch und Tier weniger BDNF, ebenso bei denjenigen, die sich wenig bewegen oder deutlich überernährt sind. Auch bei neurodegenerativen Erkrankungen wie Alzheimer oder Parkinson sinkt der BDNF-Spiegel im Gehirn.

Der Gedanke, den BDNF therapeutisch einzusetzen und dem Gehirn ein wenig auf die Sprünge zu helfen, liegt nahe, funktioniert aber nicht. Bereits winzige Mengen (im Picomolarbereich) lösen einen Effekt aus; außerdem wird der BDNF sehr fein reguliert ausgeschüttet, abhängig von der

Aktivität einzelner Neuronen, und er wirkt individuell auf der Ebene der einzelnen Synapse. Das bekommt keiner dosiert (Marosi und Mattson 2014).

Biorhythmus und BDNF

Der Wachstumsfaktor wird rhythmisch im Tagesverlauf freigesetzt und ist selbst auch an der Steuerung von tagesrhythmischen Schwankungen im Verhalten oder bei der Hormonausschüttung beteiligt. Bei (nachtaktiven!) Mäusen etwa wird in der Dunkelheit mehr BDNF im Hippocampus und Kleinhirn frei, bei Helligkeit dagegen mehr in der Netzhaut und dem Bereich der Hirnrinde, der für die Verarbeitung visueller Reize verantwortlich ist. Werden Ratten in dauerhafter Dunkelheit gehalten, schwankt die BDNF-Menge in den Zellen der „Master-Clock", der obersten inneren Uhr im Hypothalamus, unerschütterlich im circadianen, etwa 24 Stunden dauernden Rhythmus. Bei chronischem Stress und bei rundgefutterten Labormäusen verringert sich die BDNF-Produktion insgesamt.

Fasten und Mitochondrien

Das Fasten hat im Tierexperiment einen positiven Einfluss auf die Mitochondrien. Zum einen sind die Mitochondrien weniger überlastet und nutzen sich nicht so stark ab, als wenn der Organismus stoffwechselmäßig ständig auf Hochtouren läuft. Bei gelegentlicher Verknappung der Ressourcen kippen nacheinander allerhand molekulare „Dominosteine" um. Faktoren wie „PGC-1", Irisin und der BDNF gehören dazu, alle drei stoßen die Produktion neuer Mitochondrien an, die Zelle kann wieder besser atmen.

Viele Forscher sind überzeugt, dass die Mitochondrien eine zentrale Rolle bei der Entstehung von Alzheimer und Co. spielen. Arbeiten die kleinen Zellkraftwerke fehlerhaft, entstehen mehr reaktive Sauerstoffmoleküle, die wiederum die molekulare Ausstattung der ohnehin sehr empfindlichen, aber stets mit hohem Energieumsatz arbeitenden, Nervenzellen schädigen.

Sophia Raefsky und Mark Mattson von der Johns Hopkins University schlagen drei Maßnahmen vor, um Mitochondrien in den Nervenzellen zu stärken, die Hirnfunktion zu optimieren und einer **Neurodegeneration vorzubeugen: Bewegung, Fasten und intellektuelle Herausforderungen** (Raefsky und Mattson 2017). Alle drei Aktivitäten steigerten die Anzahl gesunder Mitochondrien in den Neuronen und erhöhten deren Stressresistenz. Die Beweislage aus Tierstudien sei überragend deutlich.

Und möglicherweise zeigt sich, was wir alle ohnehin wissen: Ein bewegter Lebensstil, der Anspannung und Entspannung, Ruhe und Aktivität kennt, erhält das Leben.

Autophagie

Wie wir in Kap. 4 gesehen haben, nimmt die Fähigkeit zur Autophagie, zum Selbstverdau, im Alter ab. Die Autophagie ist ein wichtiger Prozess, um geschädigte, abgenutzte Zellorgane, die Organellen, und funktionsunfähige Makromoleküle (fehlgefaltete Proteine, Fettablagerungen) zu beseitigen. **Entschlackung auf Molekülebene** könnte man sagen. Durch die Autophagie werden etwa auch all diejenigen geschädigten Mitochondrien aus dem Verkehr gezogen, die unsauber arbeiten, zu viel reaktiven (toxischen) Sauerstoff abgeben und durch ihre Aktivität in der unmittelbaren Umgebung Entzündungsprozesse vorantreiben.

Nach dem Selbstverdau können aus dem Rohmaterial neue Strukturen und Moleküle aufgebaut werden. Kein Wunder also, dass eine Nahrungsverknappung, wie der Organismus sie beim Fasten erfährt, die Recyclingprozesse der Autophagie kräftig ankurbelt. Irgendwoher muss der Nachschub ja kommen, wenn die Zufuhr von außen fehlt. Über die Autophagie bleibt der Organismus in Balance, auch wenn es bei Nahrungsmangel oder in anderen „Notlagen" (wie Infektionen oder Durchblutungsstörungen) einmal zu Engpässen kommt.

Alle Medikamente, Genmanipulationen, Ernährungs- oder Verhaltensänderungen, mit denen es Forschern bisher gelang, das Leben von Tieren im Labor zu verlängern, kurbeln die Autophagie an. Um länger gesund zu leben, scheint an der zellulären Müllentsorgung kein Weg vorbeizugehen (Pietrocola et al. 2017).

Fazit

Aus Experimenten an Tieren lassen sich hauptsächlich zwei Mechanismen ableiten, die erklären, warum das Fasten die Hirngesundheit fördert. Im Organismus gehen Signale herunter, etwa Entzündungsstoffe, die schädlich für das Gehirn sind. Außerdem ist das Fasten ein milder Stressreiz, der die Nervenzellen robuster gegenüber toxischen Einflüssen macht.

Literatur

Elamin M et al (2017) Ketone-based metabolic therapy: is increased NAD+ a primary mechanism. Front Mol Neurosci 10:377

Friebe R (2016) Hormesis – Das Prinzip der Widerstandskraft, wie Stress uns stärker macht. Hanser, München

Geiser F (2013) Hibernation. Curr Biol 23:188–193

Houser DS et al (2013) A non-traditional model of the metabolic syndrome: the adaptive significance of insulin resistance in fasting-adapted seals. Front Endocrinol 4:1–10

Marosi K, Mattson MP (2014) BDNF mediates adaptive brain an body response to energetic challenges. Trends Endocrinol Metab 25(2):89–98

Mattson MP (2015) Lifelong brain health is a lifelong challenge: from evolutionary principles to empirical evidence. Aging Res Rev 20:37–45

McCaslin T (2017) Live slow, die old. Mounting evidence for caloric restriction in humans. http://geroscience.com/caloric-restriction/. Zugegriffen am 03.08.2018

Pietrocola F et al (2017) Metabolic effects of fasting on human and mouse blood in vivo. Autophagy 13:567–578

Raefsky SM, Mattson MP (2017) Adaptive respons of neuronal mitochondria to bioenergetic challenges: roles in neuroplasticity and disease resistance. Free Radic Biol Med 102:203–216

Rahman M et al (2014) The beta-hydroxybutyrate receptor HCA2 activates a neuroprotective subset of macrophages. Nat Commun 5:3944

Secor SM, Carey HV (2016) Integrative physiology of fasting. Compr Physiol 6:773–825

6

Der Mensch und das Fasten

Wenn ihr fastet, sollt ihr nicht sauer dreinsehen, wie die Heuchler; denn sie verstellen ihr Gesicht, um sich vor den Leuten zu zeigen mit ihrem Fasten. (Neues Testament, Matthäus-Evangelium 6,16)

Zum Einstieg

Wir fasten in einigen Lebenssituationen natürlicherweise oder quasi instinktiv: während der nächtlichen Ruhephase, wenn wir krank sind oder auch dann, wenn große Freude oder Leiden das Leben dominieren. Die bewusste Entscheidung zu verzichten, der Gesundheit zuliebe oder aus dem Wunsch heraus, dem Übersinnlichen zu begegnen, wie beim spirituellen Fasten, gründen sich auf diese natürlichen Fastenerfahrungen. Übertreiben sollten wir es in keinem Falle – sondern zur rechten Zeit wieder den „königlichen Weg des Essens" einschlagen.

Meist wird das Wort „Fasten" für den bewussten, freiwilligen Verzicht auf Nahrungs- oder Genussmittel für einen gewissen Zeitraum verwendet. Die „Ärztegesellschaft Heilfasten" definiert Fasten als die Fähigkeit, für eine begrenzte Zeit den Bedarf an Makro- und Mikronährstoffen bei ausbleibender oder minimaler Nahrungsaufnahme über den Verdauungstrakt ohne gesundheitliche Nachteile aus

© Springer-Verlag GmbH Deutschland, ein Teil von Springer Nature 2019 **79**
U. Gebhardt, *Gesundheit zwischen Fasten und Fülle*,
https://doi.org/10.1007/978-3-662-57990-9_6

körpereigenen Reserven zu decken, eine „Ernährung von Innen" quasi (ÄGHE 2013).

In manchen Zusammenhängen wird das Wort „Fasten" ausschließlich dann verwendet, wenn dem Nahrungsverzicht eine *bewusste Entscheidung* vorausgegangen ist. Andere legen den Begriff etwas weiter aus und verstehen darunter die *Fähigkeit des Körpers*, für eine Weile verzichten zu können. Aus meiner Perspektive sind das keine gegensätzlichen Auffassungen. Wahrscheinlich ist aus dem Wissen um die Fähigkeiten des Körpers, fasten zu können, in der Geschichte der Menschheit an verschiedenen Stellen die bewusste Entscheidung zum Verzicht entstanden.

Wenn also *Francoise Wilhelmi de Toledo*, ärztliche Leiterin der Buchinger-Wilhelmi-Fastenklinik in Überlingen, davon spricht, der Mensch habe das Fastenprogramm in den Genen, wird das nicht nur in ihrer Klinik am Bodensee sichtbar, wo in jedem Jahr 3000 Besucher freiwillig über Gemüsesuppen und Obstsäften ausharren (Luczak 2016). Die genetische Ausstattung, die den Menschen heute zu dem macht, was er ist, stammt aus einer Zeit, in der sich Nahrungsfülle und Mangel im Rhythmus der Tages- und Jahreszeiten abwechselten. Der Mensch kann fasten und tut dies natürlicherweise jeden Tag, wenn er krank ist oder mehr oder weniger auch in emotionalen Ausnahmezuständen.

6.1 „Natürliches" Fasten

Eigentlich fasten wir jede Nacht. Wer schläft, kann nichts essen. Im englischen Frühstück („breakfast", „Fastenbrechen") oder französischen „dèjeuner" (frühstücken, abgeleitet vom Lateinischen „jejunare" für „fasten" oder „verzichten") ist diese Bedeutung noch deutlich sichtbar. Mit der ersten Mahlzeit am Tag endet das nächtliche Fasten.

In unserer schlaflosen Gesellschaft, wo wir dank künstlichem Licht die Nacht zum Tag machen, muten wir unserem Körper immer kürzere Ruhephasen zu. Wir essen, auch wenn es nur Kleinigkeiten sind, bis spät in die Nacht, zu einer wirklichen Verdauungsruhe kann es dann kaum noch kommen. Dabei braucht der Organismus seine tägliche Auszeit, um sich zu regenerieren. Das Gehirn „sortiert" sich während des Schlafes, und das Immunsystem tankt auf. Wer dauerhaft zu wenig schläft, hat mehr Appetit und legt an Gewicht zu, weil das Gehirn weniger vom Sättigungshormon Leptin ausschüttet.

Wir fasten nachts, und wir tun es, wenn wir krank sind.

Sie trank nur eine halbe Tasse und schluckte ein winziges Stück Brot. Das Fleisch lehnte sie mit Widerwillen und Ekel ab. ‚Du bist krank, Marija, all das ist ein Zeichen von Krankheit', bemerkte Schatow zaghaft, als er auf sie wartete.

Was Iwan Pawlowitsch Schatow in „Die Dämonen" von Fjodor Dostojevski an Marija beobachtet, sind die typischen Anzeichen des **„sickness behavior"**. Wenn uns eine kräftige Grippe oder was auch immer erwischt hat, vergeht uns der Appetit, und wir wollen meist nur noch eins: ins Bett oder aufs Sofa und schlafen.

Die Mattigkeit bei einem Infekt wird durch Botenstoffe des Immunsystems ausgelöst. Einige davon wirken auch auf das Schlafzentrum im Gehirn und machen müde, andere verringern den Appetit. Es ist, als wolle der Organismus sich voll und ganz auf die Genesung konzentrieren, und nicht unnötig Energie für die Nahrungsbeschaffung und Verdauungsarbeit aufbringen (Konsmann et al. 2002).

Nicht nur der Mensch, fast alle Tiere zeigen, wenn sie krank sind, ein typisches „sickness behavior". Evolutionsbiologisch macht das Sinn. Wenn sich ein krankes Tier in seine Höhle zurückzieht, schützt es sich davor, draußen leichte Beute für gefräßige Mitgeschöpfe zu werden. Wenn sich ein schniefender Stadtmensch in seine vier Wände begibt und nicht in den Supermarkt, das Büro, die U-Bahn, schützt er sich und seine Mitmenschen vor einer (erneuten) Ansteckung.

Durch das krankheitsbedingte Fasten wird, laut Gustav van Niekerk von der Stellenbosch University am Western Cape/Südafrika, das Aufräumprogramm, die Autophagie, im ganzen Körper, besonders aber der Leber, gesteigert (Niekerk 2016). Das ist hilfreich. Denn durch die Aktivitäten des Immunsystems fällt allerlei Müll an; Reste infizierter Zellen, Reste verausgabter Abwehrzellen, erledigte Bakterien. Die müssen rasch beiseite geräumt werden, damit Entzündungsprozesse nicht ausufern, sondern sich die Lage beruhigt.

Mit dem Nahrungsverzicht sollte bei einer Erkrankung nicht übertrieben werden. Das mit der Krankheitsabwehr beschäftigte Immunsystem benötigt unglaublich viel Energie. Bei einer chronischen Erkrankung kann daher eine andauernde Appetitlosigkeit zum echten Problem werden, weil bald alle Reserven aufgebraucht und der Körper immer kraftloser wird. Auch bei einigen Virusinfekten ist es wichtig, rasch wieder mit kräftigenden Mahlzeiten zu beginnen, sobald der Körper es auch nur annähernd signalisiert.

Frisch verliebt, in tiefer Trauer

So manche(n) die (der) verliebt, wütend oder tief traurig ist, verlässt für eine gewisse Zeit der Appetit. Die Botenstoffe und Hormone, die bei starken Gefühlswallungen den Körper überschwemmen, wirken – bei dem einen mehr, bei dem anderen weniger – auf den Bereich unseres Gehirns, der Appetit und Sättigung reguliert.

Das ist die biomedizinische, stoffliche Erklärung. Essen und Trinken berühren jedoch jenseits der Biochemie auch noch völlig andere Dimensionen des Menschseins. Es geht eben nicht nur darum, den leeren Magen zu füllen, weil die Messfühler des Hypothalamus „Hunger" signalisieren (Hypothalamus s. Kap. 4). Ist da etwas anderes, das uns völlig ausfüllt, eine große Freude, ein tiefer Schmerz, werden die Mahlzeiten zur Nebensache. Eine Weile geht das gut, der Körper lebt von seinen Reserven. Im Idealfall spürt der Betroffene irgendwann: Jetzt muss ich wieder anfangen mit dem Essen, um in der Balance zu bleiben.

Eine Wurzel des **Trauerfastens** liegt auch noch woanders. Ursprünglich glaubte man, die Seele des Verstorbenen verweile nach dem Tod noch eine Zeit lang in der Nähe und könne über Speisen und Getränke in den Körper der Hinterbliebenen geraten und dort womöglich eine ungute Wirkung entfalten. Die Furcht vor der schädlichen Wirkung der Totengeister (und nicht ausschließlich das Leiden um den Verlust) hatte die Bewohner des Trauerhauses bei den Griechen und Römern davon abgehalten, Nahrung zu sich zu nehmen, schreibt der Philologe *Rudolph Arbesmann* (Arbesmann 1929).

Vom natürlichen, „unbewussten" Fasten zur bewussten Fastenentscheidung

Ob ein Mensch sich bewusst zum Fasten entscheidet oder es unbewusst tut, ist nicht immer klar abgegrenzt, die Übergänge sind manchmal fließend. Wir *erfahren*, dass uns eine Phase des Rückzuges im Krankheitsfall – viel schlafen, wenig essen, keine Lust auf Nichts – gut tut, dass wir aus dieser Krise heil hervorgehen.

Wahrscheinlich liegt gerade in dieser Erfahrung die Wurzel des Heilfastens, des bewussten Entschlusses, für eine gewisse Zeit auf Nahrung zu verzichten, um aus der Balance geratene Prozesse wieder ins Lot zu bringen (Heilfasten, s. Kap. 9 und 10).

Bei Naturvölkern und in der Antike war das Fasten eine weit verbreitete Methode, um die Wirkkraft von Heilmitteln und Zauberkräften zu steigern. Medizinmänner und Kranke wurden gleichermaßen dazu angehalten. Wer von göttlichen Kräften erfüllt zu werden wünschte, musste zuerst alles Schädliche, alles, was die Annäherung an das Göttliche und seine Aufnahme verhindert hätte, aus dem Weg räumen.

Frauen sollten fasten, wenn sie unfruchtbar waren. Wurde jemand von einem tollwütigen Hund gebissen, empfahl man, dem Kranken Walnüsse, die von einem nüchternen (fastenden) Menschen gekaut worden waren, auf die Wunde zu legen. Der Speichel eines Nüchternen heilte Flechten, Aussatz, Krebs, ist in den Schriften von *Plinius dem Älteren* (24–79 n. Chr.) zu lesen (Arbesmann 1929).

Fastenvorschriften, nach denen man sich bestimmter Nahrungsmittel zu enthalten habe, mögen ebenfalls in der Erfahrung begründet sein, dass dieses oder jenes Lebensmittel nicht bekam oder gar krank machte. Nach ganz alten Vorstellungen können mit der Nahrung **dämonische Mächte** in den Körper eindringen. Diese Furcht verwundert erst einmal nicht, schließlich wird das Gegessene ein Teil von uns, wir verleiben es uns ein. Die Empfehlung beispielsweise, bestimmte Fleischsorten zu meiden, hatte mit der Angst zu tun, die dämonische Seele des gewaltsam getöteten Tieres könne sich durch den Verzehr des Menschen bemächtigen.

Beim Bohnenverbot, das die alten Pythagoreer kannten, spielt deren Vorstellung über das Träumen eine wichtige Rolle. Der Traum sei danach eine Art übersinnliche Realität der Geister- und Totenwelt, in die man während des Schlafes gelangen könne. Der Verzehr von (blähenden) Bohnen nun macht dem Schlafenden zu schaffen und bereitet ihm unruhige, quälende (Alb-)Träume. Eine klare helle Schau göttlicher Geheimnisse oder Visionen ist unmöglich, stattdessen wird der unruhig Träumende in dunkle Totenwelten entführt. Also wurde lieber auf Bohnen verzichtet.

Auch aktuell sind wir an mancher Stelle nicht weit davon entfernt, gewissen Lebensmitteln eine dämonische Kraft zuzuschreiben. In der Antike hätte es kaum ein Nahrungsmittel gegeben, das nicht von irgendeiner Schule als dämonisch infiziert betrachtet worden wäre, schreibt Pater Anselm Grün in einem kleinen Büchlein über das Fasten (Grün 1998). Auch heute gäbe es fast nichts, was nicht wissenschaftlich als gesundheitsschädlich erkannt würde. In beiden Fällen sei die Angst oft größer, als die Realität es nahelege.

Richtig und gesund faste nur, wer es ohne Angst tue.

6.2   Religiöses Fasten

Der Mensch wird schon ganz früh gemerkt haben, dass er morgens nach der nächtlichen Fastenperiode die Welt mit geschärften Sinnen wahrnimmt, eine klare Sicht auf das Innen, auf das Außen hat, sich das Gehirn in einem besonderen Aufmerksamkeitszustand befindet. Von dieser Erfahrung ist es nur noch ein kleiner Schritt, das Fasten auch bewusst als Mittel einzusetzen, um sich – gereinigt – dem Göttlichen zu nähern, klar zu schauen, denn „der stets gefüllte Magen kann keine geheimen Dinge sehen" wie die afrikanischen Zulu es sagen.

Fasten – Begriffsbestimmung

„Fasten" kommt vom gotischen „fastan" und bedeutet: sich festmachen, festhalten, anhalten. Wer fastet, hält an, steigt aus, hält inne, und macht sich fest an Regeln, an Rituale und letztlich im religiösen Verständnis an Gott, der das Leben schenkt, trägt und erhält.

Fasten als geistige Übung, als Mittel, Gott zu schauen, als Befreiung von der niederen Natur, dieses Motiv finden wir in allen Religionen dieser Welt. Dabei ist das bewusste Verzichten stets eingebettet in Kontemplation und Gebet, um die Seele zu reinigen, Buße zu tun, das Böse abzuwehren, erleuchtet und erlöst zu werden. Das Fasten soll Leib und Seele miteinander verbinden. Damit der Leib jedoch durchlässig werden könne für sein eigentliches Wesen, müsse man sich in eine innere Freiheit ihm gegenüber hinein trainieren, schreibt Pater Anselm Grün (1998).

Judentum

Das Judentum kennt als höchsten Feier- und Fasttag den Versöhnungstag, „Jom Kippur", an dem jeder Gläubige angehalten wird, für 25 Stunden zu fasten. Den ganzen Tag feiert man Gottesdienst. Essen und Trinken, Arbeiten und Körperpflege sind an diesem Tag tabu, gefastet wird als Zeichen der Reue und Umkehr.

Islam

Als eine der fünf Säulen des Islam ist dem Gläubigen das Fasten durch den Koran vorgeschrieben. Während des Monates Ramadan, dem neunten Monat des islamischen Mondkalenders, dürfen Muslime 30 Tage lang zwischen Sonnenaufgang und Sonnenuntergang nichts essen und trinken. In den Abend- oder Nachtstunden wird dann oft in größerer Runde gegessen, man kümmert sich umeinander und freut sich an der Gastfreundschaft und der Zuwendung dem Nächsten gegenüber. Der gläubige Muslim fastet als Zeichen der Dienerschaft gegenüber Gott, es geht darum, Enthaltsamkeit einzuüben, in Gedanken und Verhaltensweisen.

Hinduismus und Buddhismus

Auch der Hinduismus und Buddhismus kennt das Fasten, es gibt jedoch keine festen Fastenzeiten, die Formen religiöser Praxis sind sehr vielfältig (Fritzsche 2008). Manche buddhistischen Nonnen und Mönche essen ab dem Mittag nichts mehr. In den Klöstern Thailands beispielsweise wird zweimal am Tag gegessen. Morgens, noch vor 8 Uhr, und mittags gegen 12 Uhr. Es wird verzichtet, um innerlich rein oder frei zu werden von Bindungen, doch ebenso wird Wert auf Balance und Ausgleich gelegt. „O Arjuna, es ist nicht möglich, ein Yogi zu werden, wenn man zu viel isst oder zu wenig isst, wenn man zu viel schläft oder nicht genug schläft", steht in der Bhagavad-Gita, einer der wichtigsten Schriften im Hinduismus.

6.3   Fasten im Christentum – vom rechten Maß

Die frühe christliche Kirche übernimmt die jüdische Tradition, zusätzlich an zwei Tagen der Woche zu fasten (im Judentum Montag und Donnerstag, im Christentum Mittwoch und Freitag). Ab dem 3. Jahrhundert wird als Vorbereitung auf Ostern 40 Tage gefastet (auch Moses fastete 40 Tage auf dem Berg Sinai, Jesus fastete 40 Tage in der Wüste), außerdem gab es eine ebenfalls 40-tägige Fastenperiode vor Weihnachten, die am Martinstag, dem 11. November, begann, eine Praxis, die man heute nur noch in der orthodoxen Kirche kennt.

Was „Fasten" dann genau in diesen 40 Tagen bedeutet(e), war und ist unterschiedlich. Offiziell sollte in der Fastenzeit auf Fleisch und Wein verzichtet werden. Viele Mönche legten die Fastenpraxis für sich viel strenger aus.

Einige aßen nur jeden zweiten Tag, andere fasteten sogar 5 Tage lang und aßen nur am Samstag oder Sonntag. Und wenn dann überhaupt einmal gegessen wurde, fielen die Mahlzeiten auch noch sehr spartanisch aus: Es gab nicht viel mehr als Brot, Salz, Wasser und, wenn es hoch kam, dazu Hülsenfrüchte, Kräuter, Gemüse, getrocknete Beeren, Datteln und Feigen.

Christen fasten als Mittel der Enthaltsamkeit, zur Buße oder auch als Vorbereitung auf wichtige Entscheidungen. Beten und der Einsatz für Arme und Kranke, die Nächstenliebe, sind Bestandteile der christlichen Fastenpraxis. Nicht nur bei zölibatär lebenden Ordensleuten galt und gilt das Fasten auch als Möglichkeit, um die eigene Sexualität in den Griff zu bekommen. Schon *Aristoteles* äußerte den Verdacht, dass sich überflüssige Speise in Samen verwandle und der Überfluss an Samen die sexuelle Begehrlichkeit steigere. Mönche glaubten, mit ihrer Sexualität würden sie nur zurechtkommen, wenn sie im Essen und Trinken maßvoll seien, schreibt Anselm Grün (1998).

Die Wüstenmütter und -väter des frühen Christentums waren mit ihrer Askese und Entsagung auch eine Gegenbewegung zum üppigen Lebensstil der spätantiken Gesellschaft (Schultz 1995). Ein Laster der damaligen Zeit war die Gastrimargie, die Gaumenlust. Der Magen wurde bis zur Grenze des Fassungsvermögens vollgestopft, obwohl der Körper nichts mehr brauchte und eigentlich satt war bis zum Limit. Die Ursache sieht *Johannes Klimakus* (579–649 n. Chr.), Abt auf dem Sinai, in der „Heuchelei des Bauches". Der Bauch schreie, er hätte nicht genug, selbst wenn er ganz Ägypten verschlungen und den Nilstrom ausgesoffen hätte. Ähnlich einem Schlauch, der ausleiere, so man ihn ständig überdehne, könne sich auch der Bauch wieder zusammenziehen, wenn man mäßig lebe, meinte der Abt.

Rhythmus und Resilienz, Rasten und Reparieren

Bei einem Drittel der 650 Ordensfrauen, die seit 1986 an der „Nonnenstudie" teilgenommen hatten, fanden sich nach ihrem Tod zahlreiche der für Alzheimer typischen „Plaques" im Gehirn. Doch die wenigsten der Frauen waren im Alter tatsächlich dement gewesen (s. Abschn. 4.3). Nach Ansicht der Neurologinnen Grazia Pomorska und Judith Ockene von der University of Massachusetts dürfe man sich bei der Erforschung der Alzheimer-Erkrankung nicht nur auf die Proteinklümpchen konzentrieren, die den Nervenzellen dabei zu schaffen machen (Pomorska und Ockene 2017). Alzheimer sei ein komplexes Problem, dessen Ursachen auf verschiedenen Ebenen zu suchen sind. Eine davon ist das aus der Balance, aus dem Rhythmus geratene Leben. In der Balance zu sein, stärkt die Resilienz, stärkt unser Gehirn, mit den Stressfaktoren dieser Tage fertig zu werden, schreiben die Neurologinnen. Ein gesunder Wechsel zwischen Genuss und Verzicht, zwischen Arbeiten und Ruhe, so, wie es uns von spirituellen Lehrern oder etwa auch im christlichen Kirchenjahr vorgeschlagen wird, könnte eine Hilfe sein.

Für Klimakus ist das Fasten „ein Licht der Seele, die Erleuchtung des blinden Herzens, die Ursache eines erholsamen Schlafes, das Heil des Leibes, das Tor zur Seligkeit des Paradieses." Doch auch hier gilt, nicht zu übertreiben und andere zu verurteilen, die den Weg des Fastens womöglich nicht gehen. „Es ist besser, mit Vernunft Wein als mit Hochmut Wasser zu trinken", sagt *Bischof Palladius* (gestorben etwa 460). Bei allem gehe es darum, so Palladius, das rechte Maß zu finden, das sei der wirklich königliche Weg. **Ein solcher königlicher Weg des Fastens führe harmonisch hinüber in einen königlichen Weg des Essens** (Schultz 1995).

Auch *Benedikt von Nursia* (480–547) erkannte die Gefahren, die in der Überhöhung des Fastens, des Verzichtens, liegen. Wie Palladius empfahl er, stets das rechte Maß zu finden zwischen Ruhe und Bewegung, Arbeit und Gebet, zwischen Reden und Schweigen, zwischen Essen und Fasten. Wann und wie oft etwa gebetet werden soll, ist bei Benedikt genau geregelt. Wie viel jemand arbeiten oder essen solle, müsse jedem Mönch individuell, je nach seiner Konstitution zugeteilt und immer wieder neu ausgelotet werden (Bihlmeyer 2009).

Fazit

„Das Maß" gibt es nicht, es ist eine individuelle Größe, die es zu erspüren gilt. Dieses echte Spüren ist auch uns zu wünschen, wenn wir mal wieder „der" Diät oder dem Essensplan, dem Bewegungstraining als dem allein selig/gesund Machenden hinterherhecheln. Die Lösung liegt nicht im uniformen Gesellschaftstrend. In der Konsumgesellschaft geht es um die Masse, nicht um das Individuum. Unser Körper kann eine Weile von seinen Reserven leben. Wir haben die Aufgabe, uns selbst kennenzulernen, was und wie viel gut für uns ist.

Literatur

ÄGHE (2013) Leitlinien zur Fastentherapie. https://aerztegesellschaft-heilfasten.de/informationsdienst/leitlinien-zur-fastentherapie/. Zugegriffen am 06.08.2018

Arbesmann R (1929) Das Fasten bei den Griechen und Römern. Töpelmann, Gießen

Bihlmeyer P (Übers) (2009) Die Benediktsregel – Leitfaden fürs Leben. Anaconda, Köln

Fritzsche B (2008) Religiöses Fasten – Gesundheit für Leib und Seele. Patmos, Düsseldorf

Grün A (1998) Fasten. Vier-Türme-Verlag, Münsterschwarzach

Konsmann JP et al (2002) Cytokine-induced sickness behavior: mechanisms and implications. Trends Neurosci 25:154–159

Luczak H (2016) Wenn Hunger zum Freund wird. GEO 3:30–45

Niekerk G et al (2016) Autophagy – a free meal in sickness-associated anorexia. Autophagy 12:727–734

Pomorska G, Ockene JK (2017) A general neurologist's perspective on the urgent need to apply resilience thinking to the prevention and treatment of Alzheimer's disease. Alzheimers Dementia 3:498–506

Schultz U (1995) Speisen, Schlemmen, Fasten – Eine Kulturgeschichte des Essens. Insel, Frankfurt am Main

7

Jungbrunnen Verzicht

Wer stark, gesund und jung bleiben will, sei mäßig, übe den Körper, atme reine Luft und heile sein Weh eher durch Fasten als durch Medikamente. (Hippokrates 460–370 v. Chr.)

Zum Einstieg

Länger leben und länger gesund leben, wer möchte das nicht? Die Mitglieder der „Caloric Restriction Society" zahlen für diesen Wunsch einen hohen Preis. Sie verpflichten sich, dauerhaft von rund einem Viertel weniger Kalorien zu leben. In Experimenten an Tieren kann so ein drastischer Verzicht Leben tatsächlich verlängern. Praktikabel und wirklich lebenswert scheint diese Idee aber nicht zu sein. Mit einem regelmäßigen oder gelegentlichen Fasten – ein Zustand, der unserer Natur näher kommt als der dauerhafte Verzicht – lässt sich ebenfalls einiges für die Gesundheit tun. Risikofaktoren für typische Alterserkrankungen sinken, das Gehirn bleibt beweglich und bildet neue Zellen und Verknüpfungen aus.

Was hat der Mensch nicht schon alles angestellt, um dem Alter ein Schnippchen zu schlagen! Man(n) trank Eselsmilch und Fledermausblut, aß Ginseng oder das Schwanzfleisch junger Krokodile. Manch einer ließ sich gar den Hoden von Schimpansen transplantieren, um die jugendliche Frische zu erhalten. Papst Pius V (1504–1572) entschied

© Springer-Verlag GmbH Deutschland, ein Teil von Springer Nature 2019
U. Gebhardt, *Gesundheit zwischen Fasten und Fülle*,
https://doi.org/10.1007/978-3-662-57990-9_7

sich für Essbares. Er versuchte es mit einem Rezept aus gekochten Stierhoden, gemahlenen Lammnieren und Schinken, gewürzt mit Majoran, Thymian, Zimt, Muskatnuss,
Pfeffer und Salz. Das war wohl erfolglos – aber auch harm-
los im Vergleich zu einer vom vatikanischen Leibarzt ver-
ordneten Kur mit Knabenblut, an der Papst Innozenz VIII.
verstarb (Der Spiegel 1967).

Der in der Schweiz geborene Arzt *Paracelsus* (1493–1541)
ist der Erfinder des „Lebenswassers", einem Gemisch aus
Aloe, Myrrhe, Safran und viel Alkohol, das ein langes Leben
bescheren sollte. Ob er selbst davon nichts trank oder ob
die versprochenen 140 Lebensjahre doch etwas zu hoch gegriffen waren, weiß man nicht. Paracelsus starb mit 47.

7.1 Länger leben durch Kalorienverzicht?

Ein Zeitgenosse von Paracelsus, der venezianische Adelige
Luigi Cornaro, hatte mehr Erfolg. Er wurde 98 oder 102
Jahre alt – so ganz eindeutig ist es nicht überliefert. Sein
Rezept für ein langes, gutes Leben: jeden Tag nur
350 Gramm (Brot, Ei, Fleisch und Suppe) essen und
400 Milliliter Wein trinken. Mit 35 war Cornaro ernsthaft
erkrankt und entschloss sich zum konsequenten Verzicht;
seine Gicht, die Fieberschübe und starken Magenschmer-
zen klangen rasch ab.

„Kalorien" kannte die Medizin des Mittelalters noch
nicht, Cornaro war ein Anhänger der „Vier-Säfte-Lehre".
Seine Vermutung: Durch ein dauerhaftes Zuviel an Nahrung würde das Verhältnis von gelber Galle, schwarzer
Galle, Blut und Schleim im Körper ins Ungleichgewicht
geraten und daher Beschwerden auslösen. Der Venezianer
war ein anerkannter Experte seiner Zeit und, obwohl medi-
zinisch nicht ausgebildet, der Autor eines Buches, das als

Ratgeber lange über sein Leben hinaus wirkte. In seinem vierteiligen Werk „De Vita Sobria" („Vom maßvollen Leben") empfiehlt er:

> Wer viel essen will, esse wenig, nur dadurch verlängert er sein Leben. (Luigi Cornaro, zit. in Shapin 2018)

„Caloric Restriction Society"

Cornaros extrem ambitionierte Nachkommen unserer Tage sind wohl die Mitglieder der „Caloric Restriction Society" (CRSociety Webseite). Die dünnen „Helden" des Verzichts, aktuell sollen es weltweit etwa 7000 sein, verpflichten sich, bis ans Lebensende 25 bis 30 % weniger Kalorien zu sich zu nehmen, als sie es ursprünglich taten. Eine teilnehmende Molekularbiologin, die bisher rund 2220 Kilokalorien verstoffwechselte, gibt sich fortan mit 1670 zufrieden, ein Gynäkologe mit 3300 verringert auf 2500. Das ist anstrengend, grenzwertig pathologisch – aber gesund? (Gertner 2009).

Die beiden US-amerikanischen Altersforscher *Roy Walford* und *Brian Delaney* gründeten die Gesellschaft im Jahr 1994. Vorausgegangen waren Experimente, die Walford in den 1980er-Jahren an der University of California in Los Angeles gemacht hatte. Bekamen Labormäuse weniger Futter, lebten sie statt etwa 2 Jahren rund 7 Monate länger als ihre Artgenossen mit stets gefüllten Näpfen.

Walford war nicht der Erste, der beobachtet hatte, dass der Verzicht im Tierexperiment Leben verlängern kann. In den 1930er-Jahren war es den Gerontologen Clive McCay und Mary Crowell von der Cornell University schon gelungen, die Lebensspanne von Laborraten um die Hälfte zu verlängern. Die Nagetiere im Animal Nutrition Laboratory bekamen bei ausreichender Zufuhr lebenswichtiger Nährstoffe dauerhaft täglich rund ein Drittel weniger Kalorien in ihren Futternapf als ihre Artgenossen. „Prolonging the life span" lautet der Titel des Forschungsartikels, den Crowell und McCay 1934 veröffentlichen (Crowell und McCay 1934).

Schnelles Wachstum – Philosophie der Metzger

Optimales Futter für optimales Wachstum mag für die Viehzucht funktionieren, wo die Tiere ohnehin nicht alt werden. Länger leben und länger gesund leben funktioniert laut McCay und Crowell jedoch besser, wenn Nahrung nicht im Überfluss vorhanden ist. Das gilt für Tier und Mensch gleichermaßen, meinen die beiden Altersforscher: „In einer Zeit, in der Kinder und Tiere gleichermaßen gefüttert werden, um optimal zu wachsen, mag es ein wenig ketzerisch erscheinen, Daten zugunsten einer sehr alten Theorie zu veröffentlichen, nach der langsames Wachstum die Langlebigkeit begünstigt."

Doch wo die Tierzucht sich allein für schnelles Wachstum, schnellen Umsatz interessiere, gerate die Beschäftigung mit dem gesunden Altwerden komplett ins Hintertreffen – eine Philosophie der Metzger eben, jedoch nicht des Menschen allgemein, meinen die beiden Forscher. „Wer kann sich sicher sein, dass ein Kind, das rasch wächst, nicht schon nach einer kurzen Lebenszeit stirbt?", geben McCay und Crowell zu denken.

Die Hypothese der beiden US-amerikanischen Wissenschaftler, wird in den nachfolgenden Jahren von anderen Forschern in vielen Laboren der Welt bestätigt, mit Ratten, Mäusen, Fadenwürmern, Hefen, Fliegen, Fischen. **Tiere, die dauerhaft mit weniger Kalorien auskommen müssen, leben länger** und bleiben auch im Alter gesünder als ihre fülligen Laborgenossen. Ruhepuls, Blutdruck, Entzündungsstoffe im Blut sinken ab, der Zuckerhaushalt ist ausgeglichen.

Die Leute von der „Caloric Restriktion Society" (CRS) wollen mit ihrer spartanischen Lebensweise Alterungsprozesse verlangsamen. *Luigi Fontana*, Humanbiologe an der Universität Brescia, sammelt Daten und Messwerte zum Gesundheitszustand einiger CRS-Mitglieder. Bei seinen Vorträgen präsentiert der italienische Gerontologe gern als Musterbeispiel einen Mann, der seit 7 Jahren dabei ist (Fontana 2013).

Anfangs brachte er 82 Kilogramm auf die Waage, bei einem Body-Mass-Index (BMI) von 26. Nun wiegt er 61 Kilogramm (BMI 19,4), das Gesamtcholesterin sank von 244 mg/dl auf 165 mg/dl, der Nüchternzucker von 87 auf 74 mg/dl und der Blutdruck von ehemals 145/85 mm Hg auf 95/60 mm Hg. Diese ersten Daten zeigen: Risikofaktoren für altersbedingte Erkrankungen besonders des Herzens und der Gefäße gehen durch den entsagungsvollen Ernährungsstil herunter. Doch wer es zu weit treibt, riskiert schwache Nerven (Depressionen), schwache Knochen (Osteoporose) und schwache Lust (Fruchtbarkeit und Libido sinken) – Zustände, auf die Fontana weniger eingeht.

Kalorienverzicht à la CRS braucht enorme Disziplin; Lust und Laune leiden. Das allzu menschliche Verhalten, dann doch irgendwann – genervt vom eigentlichen Vorhaben – zum Kuchen oder zur Pizza zu greifen, „torpedierte" die **„Calerie"-Studie** (Most et al. 2016). Bei der von den amerikanischen National Institutes of Health finanzierten Untersuchung sollten die Teilnehmer ihre Kalorienaufnahme 2 Jahre lang um 25 % verringern. Es mag funktionieren, Mäuse in einer Studie auf eine Ernährung mit einem Viertel weniger Kalorien zu setzen. Ein Mensch kann im Gegensatz zur Labormaus jedoch an den Kühlschrank gehen und sich bedienen, wenn es ihm mit der ganzen Kalorienzählerei zu bunt wird.

In den ersten Monaten gelang den Frauen und Männern der Kalorienverzicht noch so einigermaßen. Im zweiten Jahr ließ die Disziplin nach, im Durchschnitt aßen die „Calerie"-Teilnehmer dann nur noch 9 % weniger Kalorien als üblich. Die Studienergebnisse fielen entsprechend wenig überzeugend aus. Gewisse Risikofaktoren für Herz-Kreis-lauf-Erkrankungen sanken zwar leicht ab (Gewicht, Blut-druck, Entzündungswerte). Doch die zuvor im Tierversuch deutlich gezeigten positiven Effekte auf das Gehirn (bessere Aufmerksamkeit, besseres Gedächtnis) zeigten sich bei den TeilnehmerInnen der Studie nicht.

Das „Okinawa-Experiment"

Ein natürliches „Experiment", ganz ohne Protokoll und Kalorientabelle, läuft seit Langem auf der subtropischen Insel Okinawa, die zwischen Japan und Taiwan liegt. Die Bewohner dieser Insel werden sehr alt. Überdurchschnitt-lich viele (vier- bis fünfmal mehr als in anderen Industrie-nationen) Menschen sind dort 100 Jahre oder älter. Es gibt weniger Herzerkrankungen, Infarkte, Krebs und Gehirner-krankungen unter den Inselbewohnern, die im Durch-schnitt eineinhalb Jahre länger leben als der Durchschnitts-japaner.

Laut den Brüdern Bradley und Craig Cox, die sich wis-senschaftlich mit dem Leben und Altern auf Okinawa be-schäftigen, gibt es **fünf Faktoren**, die die **Langlebigkeit** auf der Insel fördern:

* die Ernährung,
* der stressarme Lebensstil,
* die Einbindung in eine fürsorgliche Gemeinschaft,
* die aktive Einstellung und
* die Offenheit für Spiritualität (Aleman 2013).

Die Bewohner der Insel konsumieren im Schnitt 17 % we-niger Kalorien als ihre Landsleute. Das tun sie nicht ge-plant, sondern das ist der Auswahl der – weniger energie-dichten – Nahrung geschuldet. Viel frisches Gemüse und Obst, Algen, Schalentiere, Süßkartoffeln, Soja und Fisch kommen auf den Tisch, getrunken werden große Mengen an grünem oder schwarzem Tee.

Der Vergleich der „Calerie"-Studie mit dem „Okinawa-Experiment" zeigt: Um die Gesundheit zu fördern, reicht es nicht aus, einen Verzicht zu „verordnen". Verzicht und Fasten wirken sich offenbar nur dann positiv auf den menschlichen Körper aus und lassen sich überhaupt leben, wenn sie eingebettet sind in einen (gemeinschaftlichen) gewachsenen Lebensstil.

Gehirnfreundlich

Wer auf lange Zeit die Kalorien verringert, hat einen niedrigeren Pegel an Entzündungsstoffen im Blut, weniger oxidativen Stress, niedrigere Insulinwerte, was das Risiko für Krebs, aber auch von Gehirnerkrankungen deutlich senkt. Alzheimer und andere neurodegenerative Erkrankungen kennt man unter den Alten auf Okinawa so gut wie nicht. Das Ernährungsverhalten der japanischen Inselbewohner wird hier eine Rolle spielen im Gesamtbild des gesunden Alterns, neben anderen wichtigen Puzzleteilen wie günstigen Genen, ausreichender Vitaminzufuhr, körperlicher Betätigung, viel sozialen Kontakten und einer geringen Umweltverschmutzung.

Laut André Aleman, Hirnforscher von der Universität Groningen, sei das Entscheidende einer hirnfreundlichen Ernährung, die die Bewohner Okinawas praktizierten, die Mäßigung. Durch ein Zuviel würden die schädlichen Effekte von oxidativem Stress auf die Neuronen erhöht, durch eine Kalorienreduktion der Stoffwechsel und damit die „Verbrennungs"-Schäden verringert. Kalorienreduktion bedeute nicht unbedingt, den ganzen Tag unter einem Hungergefühl zu leiden. Wenn man Zwischenmahlzeiten wie Kuchen, Naschereien und Snacks so weit wie möglich reduziere und üppige Mahlzeiten meide, könne man schon viel erreichen, rät Aleman (2013).

7.2 Was passiert im Körper, wenn der Mensch fastet?

Doch selbst die Alten von Okinawa sterben langsam aus. Auch auf der japanischen Insel macht sich in den jüngeren Generationen ein anderer Lebensstil breit: Einkaufen im Supermarkt, Mikrowelle, mehr Fleisch und kaum Bewegung lassen die Lebenserwartung sinken (Lill 2013).

Aus Tierexperimenten weiß man, dass auch ein regelmäßiges oder gelegentliches Fasten viele der gesundheitsfördernden Prozesse eines dauerhaften Kalorienverzichts anstößt – das Fasten scheint eine Möglichkeit zu sein, einen mit den Rhythmen der Natur verbundenen, sich zwischen Fülle und Verzicht bewegenden Lebensstil aus einer alten, traditionellen Zeit in unseren Überfluss hinüberzuretten.

Die positiven Effekte des Fastens können sich einstellen bei einer einwöchigen Kur in einer Fastenklinik. Aber auch bei alternativen Fastenformen wie der Praxis des Intervallfastens (an 5 Tagen in der Woche wird normal gegessen, an 2 Tagen wird gefastet) oder des täglichen Fastens. Dabei werden die Mahlzeiten an einem Tag innerhalb eines begrenzten Zeitfensters eingenommen, etwa zwischen 10 und 19 Uhr, dazwischen jedoch, also insgesamt 15 Stunden, wird nichts gegessen, dem Körper also eine echte Verdauungsruhe gegönnt (s. Kap. 9).

Wer fastet, fordert seinen Körper heraus.

Das ist gut. Nehmen wir die klassische Fastenkur, bei der ein Mensch mehrere Tage mit weniger als 500 Kilokalorien (etwa in Form von Brühe, Obst- und Gemüsesäften) auskommt. Schon nach nur wenigen Stunden sinkt der Zuckerspiegel im Blut um rund 20 % ab. Der Körper greift in der ersten Fastenphase seine Reserve, den in Leber und Muskel abgespeicherten Vielfachzucker Glykogen an (Genaueres zu den verschiedenen Fastenphasen s. Kap. 5).

Doch auch diese Quelle versiegt nach etwa einem Tag, alle Kohlenhydrate sind nun aufgebraucht. Der Stoffwechsel muss umgestellt werden, weil das Gehirn geradezu nach Zucker schreit.

Die „Glukoneogenese" kommt in Gang, ein Prozess, bei dem sich der Körper Glukosezucker aus Alternativquellen wie Laktat, Aminosäuren oder Glycerin herstellt. Durch den Abbau von Fettreserven entstehen freie Fettsäuren, die die meisten Gewebe zur Verbrennung, also zur Energiegewinnung nutzen. Der tägliche Zuckerverbrauch des Gehirns sinkt gezwungenermaßen von etwa 140 Gramm auf 40 Gramm. Zusätzlich gewinnen die Nervenzellen Energie aus den Ketonkörpern, organischen Verbindungen, die in der Leber aus Fettsäuren entstehen. Je nach Verfassung kann ein Mensch auf diese Weise mindestens 30 Tage ohne feste Nahrung überleben.

Wie sich das Fasten im einzelnen auswirkt, hängt ab von der Praxis und der individuellen Konstitution eines Menschen. Ganz allgemein kann man wohl folgende Ereignisse beobachten:

* Die **Bauchspeicheldrüse** „erholt" sich in den Verdauungspausen, setzt nicht ständig und damit weniger Insulin frei, die Ansprechbarkeit der Körperzellen für Insulin steigt (die Wahrscheinlichkeit für den Diabetes Typ 2 sinkt).
* In der **Leber** wird zunächst Glykogen abgebaut, später Ketonkörper aufgebaut, außerdem produziert die Leber geringere Mengen des Wachstumsfaktors IGF-1 („insulin-like growth factor"), ein Hormon, das sich offenbar in dauerhaft erhöhten Konzentrationen ungünstig auf ein langes, gesundes Leben auswirkt.
* Im **Magen-Darm-Trakt** wird unter dem Einfluss regelmäßigen Fastens die Gemeinschaft der Darmbakterien, das Mikrobiom, vielfältiger (Michalsen 2017, S. 127).

* Das **Fettgewebe** speichert einerseits Energie, es ist aber auch eines der wichtigsten endokrinen Organe im Körper. In den letzten Jahren entdeckte man, dass Fettzellen beispielsweise Hormone, die Adipokine, wie Leptin, Visfatin, Adiponectin, ausschütten und darüber den ganzen Körper beeinflussen – nicht nur den Stoffwechsel, sondern auch das Immunsystem, die Fortpflanzung, Hirnfunktion, das Herz und das Gefäßsystem (Fond et al. 2012). Wird Fett beim Fasten abgebaut, verändert sich auch die Menge der freigesetzten Adipokine, der Leptinspiegel im Körper beispielsweise sinkt, ebenso nehmen die Entzündungssignale ab, die von prall gefüllten, also gestressten Fettzellen gesendet werden. Fasten tut dem Herz und den Gefäßen gut. Wer fastet, hat weniger Cholesterin im Blut, der Puls und der Blutdruck sinken, die Herzfrequenzvariabilität verbessert sich.

7.3   Fasten hält das Gehirn auf Trab

Jeder, der schon einmal gefastet hat, weiß, dass sich der Verzicht auf die Stimmung auswirkt. Mögen sich in der ersten Einstellungsphase womöglich Kopfschmerzen, Müdigkeit, schlapper Kreislauf und bohrende Gedanken der Sorte „Was soll daran denn nun gut sein?" einstellen, herrscht bei den meisten ab dem 3. Tag eine zumindest glückliche, wenn nicht gar euphorische Stimmung. Das hat evolutionsbiologische Ursachen.

Fasten ist ein physiologischer Vorgang, ohne die Fähigkeit dazu hätte der Mensch entwicklungsmäßig im Rhythmus der Natur, im Wechsel zwischen Licht und Dunkelheit, Sommer und Winter wohl kaum überlebt.

Sofortige Wirkung – „Glückshormon" Serotonin
Wenn die Nahrung knapp wird, macht es biologisch Sinn, dass einen die Antriebskraft nicht sofort verlässt. „Wer drei

Tage nichts zu essen hat und sich dann schläfrig in die Höhle legt, stirbt", sagt Fastenarzt Michalsen. Während der ersten Tage beobachten Ärzte erhöhte Konzentrationen der Botenstoffe Adrenalin und Noradrenalin sowie Dopamin im Urin der Fastenden – ein Zeichen für die Herausforderung, den (positiven) Stress (Eustress), den die Nahrungsverknappung zunächst für den Organismus bedeutet und der ihn in einen wachen, aufmerksamen, konzentriert angeregten Zustand versetzt.

Im Gehirn werden außerdem vermehrt **Endorphine** frei, das sind kleine Peptidmoleküle, die an Opiatrezeptoren binden und z. B. schmerzunterdrückend und euphorisierend wirken. Fastende seien – von Krisenerscheinungen abgesehen – besonders gelöst und offen, aufnahmebereit für innere Erfahrungen, schreibt der Theologe und Coach Günter W. Remmert in Werner Schaubes Fastenbuch „Vom guten Geschmack des Verzichts" (Schaube 1990). Das Mienenspiel und die Gesten entkrampften sich, würden harmonischer. Und dazu können Fastende erstaunliche Leistungen vollbringen: So mancher Sportler erreiche seine persönliche Bestzeit und mancher Schriftsteller schreibe seine besten Einfälle nieder, heißt es in dem Büchlein weiter.

Für die positive Grundstimmung, emotionale Zufriedenheit und bessere Schlafqualität (wer fastet, schläft besser durch, erlebt mehr REM-Schlaf) beim Fasten machen Forscher neben den Endorphinen und Ketonkörpern hauptsächlich auch die bessere Verfügbarkeit des Botenstoffes **Serotonin** im Gehirn verantwortlich. Fasten wirkt dabei ähnlich wie Medikamente, die bei Depressionen eingesetzt werden, die sogenannten „Serotonin-Wiederaufnahmehemmer". Die Konzentration, Verweildauer und damit die Wirkung des Serotonins an den Nervenendigungen steigt im synaptischen Spalt, und damit hebt sich die Stimmung (Zhang et al. 2015). Übertreibt man das Ganze, fastet zu lange, zu intensiv, kann die Geschichte kippen und ein depressive Stimmungsverschlechterung eintreten (s. Kap. 8).

Langfristige Wirkung auf das Gehirn

Anzeichen für die schützende Wirkung des Fastens auf das Gehirn bzw. die Erhöhung der Robustheit von Neuronen gegenüber Alterung und womöglich krankhaften Abbauprozessen, wie sie bei **Alzheimer** oder **Parkinson** auftreten, einen „Jungbrunneneffekt", fand man bisher hauptsächlich in Studien bei Tieren, vom Fadenwurm bis zur Ratte (s. Kap. 5).

Die Erforschung des Fastens als Möglichkeit, die Entstehung von neurodegenerativen Erkrankungen zu hemmen, befindet sich gerade in einer Übergangsphase. Das, was im Tierversuch vielversprechend aussieht, muss sich in Studien am Menschen erst noch beweisen. Viele Hinweise sprechen dafür, aber es gibt auch Kritikpunkte. Der Mensch ist nun mal keine Maus, und mit dem Problem der Übertragbarkeit von Erkenntnissen am Tier auf den Menschen beschäftigen wir uns im nächsten Kapitel.

Erste Hinweise für positive Effekte auch beim Menschen liefern Untersuchungen wie die von Abdolhossein Bastani von der Universität für medizinische Wissenschaft im iranischen Teheran. Bastani und seine Kollegen untersuchten das Blut von 29 Männern und Frauen kurz vor und zweimal während des Fastenmonats Ramadan (Bastani et al. 2017). Während des Fastens stieg, wie zu erwarten war, die Menge von Serotonin im Blut an, aber auch diejenige der Wachstumsfaktoren „brain-derived neurotrophic factor" (BDNF) und „nerve growth factor" (NGF).

Beide Neurotrophine, schützen, unterstützen, und nähren Nervenzellen. Sie sind unerlässlich für den Ausbau von Nervenverknüpfungen, für die Neubildung und das Wachstum von Neuronen. Untersuchungen, die das Fasten beim Menschen mit seiner Hirnleistung, etwa den Fähigkeiten, zu lernen, sich zu erinnern, seiner synaptischen Plastizität und der Menge an förderlichen Faktoren wie dem Nervenwachstumsfaktor BDNF im Gehirn in Zusammenhang bringen, gibt es so noch nicht.

Dafür aber Untersuchungen der Neurologin Agnes Flöel von der Universität Rostock. Sie interessiert sich für die Frage, warum im Alter Gedächtnis und Lernen abnehmen – bei dem einen mehr, bei dem anderen weniger. In einer kleinen Studie mit 19 diätwilligen, übergewichtigen Frauen in der Menopause fand auch sie Hinweise für die kritische Bedeutung der Kalorienzufuhr (Prehn et al. 2017). Besonders während der Phase des Abnehmens, also der Phase der negativen Energiebilanz (es wird mehr verbraucht als konsumiert wird), steigerte sich die Gedächtnisleistung der Frauen laut psychologischen Tests deutlich.

Im Hirnscanner zeigte sich die biologische Grundlage des beweglicheren Geistes: In bestimmten Hirnarealen, z. B. dem Hippokampus, wurde mehr graue Hirnsubstanz aufgebaut, der Vernetzungsgrad vom Hippokampus zu anderen Hirnregionen stieg, das Gehirn hatte sich unter dem Einfluss des Nahrungsverzichtes strukturell und funktionell verändert, verbessert zumindest im Sinne der Gedächtnisleistung.

Wenn sich klinische Studien mit dem Fasten beschäftigen, geht es meist um das Fasten als Therapie(ergänzung) bei Krankheiten. So hat sich das Fasten als hilfreich bei der multiplen Sklerose erwiesen, bei chronischem Schmerz, entzündlichen Erkrankungen und wird gerade als möglicher Kandidat gehandelt, um für Menschen mit Krebs die Chemotherapie erträglicher und wirkungsvoller zu gestalten. Dazu mehr in Kap. 10.

Fazit

Durch Fastenkuren, Intervallfasten oder tägliches Fasten sinken die Risikofaktoren für typische Alterserkrankungen wie Diabetes Typ 2 und die Alzheimer-Demenz. Ob und wie sich das Fasten zur Prävention von neurodegenerativen Erkrankungen eignet, muss nun nach der tierexperimentellen Phase auch in klinischen Studien beim Menschen untersucht werden.

Literatur

Aleman A (2013) Wenn das Gehirn älter wird. C. H. Beck, München

Bastani A et al (2017) The effects of fasting during Ramadan on the concentration of serotonin, dopamine, brain-derived neurotrophic factor and nerve growth factor. Neurol Int 9:7043–7047

Crowell MF, McCay CM (1934) Prolonging the life span. Sci Mon 39:405–414

CRSociety. https://www.crsociety.org. Zugegriffen am 07.08.2018

Der Spiegel (1967) Verjüngung: Myrrhe für Müde. Heft 47 http://www.spiegel.de/spiegel/print/d-46209500.html. Zugegriffen am 07.08.2018

Fond G et al (2012) Fasting in mood disorders: neurobiology and effectiveness. A review of the literature. Psychiatry Res 209:253–258

Fontana L (2013) Seeking the fountain of youth. http://www.thefutureofscience.org/uploads/b83a1faffc94942d1b3c2dda33923659.pdf. Zugegriffen am 07.08.2018

Gertner J (2009) The calorie restriction experiment. New York Times. https://www.nytimes.com/2009/10/11/magazine/11-Calories-t.html. Zugegriffen am 07.08.2018

Lill F (2013) Vom Verschwinden der Hundertjährigen. Die Zeit. https://www.zeit.de/2013/39/japan-okinawa-alte/komplettansicht. Zugegriffen am 07.08.2018

Michalsen A (2017) Heilen mit der Kraft der Natur. Insel, Berlin

Most J et al (2016) Caloric restriction in humans: an update. Ageing Res Rev 39:36–45

Prehn K et al (2017) Caloric restriction in older adults – differential effects of weight loss and reduced weight on brain structure and function. Cereb Cortex 27:1765–1778

Schaube W (1990) Vom guten Geschmack des Verzichtens. Herder, Freiburg

Shapin S (2018) Was Luigi Cornaro a dietary expert? J Hist Med Allied Sci 73:135–149

Zhang Y et al (2015) The effects of caloric restriction in depression and potential mechanisms. Curr Neuropharmacol 13:536–542

8

Fasten – die Kritik

Wenn Fasten, dann Fasten, wenn Rebhuhn, dann Rebhuhn.
(Teresa von Àvila 1515–1582)

Zum Einstieg

In diesem Kapitel geht es hauptsächlich um zwei kritische Punkte. Zum einen: Der Mensch ist keine Maus. Vieles, was die Fastenforschung an positiven Effekten auf den Körper, auf das Gehirn, verbucht, wurde in Versuchen an Tieren gezeigt. Doch gilt das auch für den Menschen? Zum anderen: Fasten boomt. Bei aller Begeisterung werden da schon einmal gern die Rosinen herausgepickt. Für wen eignet sich das Fasten bzw. bestimmte Formen nicht, wo liegen die Gefahren, gibt es auch Nebenwirkungen?

Am Anfang waren es Hefen, Fadenwürmer und Fliegen, später kamen Mäuse und Ratten dazu. Nagetiere sind auch heute noch die Favoriten im Labor des Fastenforschers. Das Fasten wirkt sich in der Mehrzahl der Experimente hier positiv aus: Tiere, die dauerhaft oder immer wieder mit weniger Kalorien auskommen müssen, leben länger. Auf der Molekülebene sinken die Entzündungswerte, neue Mitochondrien, neue Neuronen entstehen, die Autophagie (der Selbstverdau) wird gesteigert, dadurch beschädigte Organellen, fehlgefaltete Proteine stärker beseitigt, Schutz- und Wachstumsfaktoren für eine bessere Hirngesundheit ausgeschüttet.

© Springer-Verlag GmbH Deutschland, ein Teil von Springer Nature 2019 **109**
U. Gebhardt, *Gesundheit zwischen Fasten und Fülle*,
https://doi.org/10.1007/978-3-662-57990-9_8

8.1   Der Mensch ist keine Maus

Doch gilt das, was wir da bei Maus und Wurm beobachten, auch für den Menschen? Schauen wir uns allein das Lebensalter an. Ein Wurm wird nur ein paar Wochen alt, eine Maus etwa 4 Jahre, ein Mensch im Durchschnitt 80 Jahre alt – kann man das vergleichen? Eine Frage, die sich jede Art von medizinischer Forschung stellen muss, ist die nach dem Umfang, mit dem die Ergebnisse aus Tierexperimenten auf den Menschen übertragen und daraus womöglich Präventionsstrategien abgeleitet werden können.

Die beiden US-amerikanischen Altersforscher Donald Ingram und Rafael de Cabo vom National Institute on Aging in Baltimore haben 7 kritische Punkte zum Thema „Übertragbarkeit" der tierexperimentellen Ergebnisse aus der Fastenforschung auf den Menschen zusammengefasst (Ingram und De Cobo 2017):

Alt oder jung? Bei den Experimenten arbeiten die Forscher häufig mit jungen Tieren. Ob Herz, Gefäße, Gehirn und Stoffwechsel ebenso profitieren, wenn die Tiere erst ab einem fortgeschritteneren Alter fasten oder mit weniger Futter auskommen müssen, ist unklar.

Wie soll man testen? Besteht bei einem Menschen der Verdacht auf eine (beginnende) Alzheimer-Demenz, versucht der Arzt beispielsweise mit Hilfe von neuropsychologischen Tests und Fragen, Genaueres herauszufinden. Mit einer Maus kann man solche Tests und Gespräche schwerlich durchführen. Stattdessen wird bei den Tieren häufig mit dem Morris-Wasser-Labyrinth-Test gearbeitet. Ein Mäuschen schwimmt in einem Wasserbecken und muss sich merken, wo sich die rettende Insel befindet. Erfassen kann man mit diesem Test (der zudem auch noch anfällig ist, je nachdem, wo er durchgeführt wird und wer es tut) nur das räumliche Lernvermögen der Nagetiere. Inwieweit die Ergebnisse jedoch Rückschlüsse auf den schleichenden Verlust des Erinnerungsvermögens und möglicher „Abhilfe" durch das Fasten ermöglichen, ist zweifelhaft.

Negative Effekte In einigen Tierexperimenten zur Kalorienreduktion zeigen sich auch negative Effekte. Wunden heilen schlechter, das Immunsystem mit seinem großen Energiehunger arbeitet nicht mehr so effektiv, was die Tiere anfälliger macht für Infekte. Häufig nicht erwähnt oder womöglich auch gar nicht erfasst wird, ob die Tiere unter den Bedingungen des Fastens oder der Kalorienverringerung im Experiment, weiter normal aktiv bleiben oder an Antrieb verlieren und viel mehr schlafen. Es stellt sich die Frage nach der Lebensqualität, die noch wichtiger ist als die der Lebenslänge.

Fasten ist nicht gleich Fasten Bei der Vorstellung von Versuchsergebnissen werden meist alle Formen des Verzichts in einen Topf geworfen. Es macht aber schon einen Unterschied, ob ein Tier (ob ein Mensch), ein verlängertes Übernacht-Fasten praktiziert, zweimal die Woche fastet, es zwei Wochen lang tut oder eine spezielle Diät erhält, die wegen ihrer Zusammensetzung lediglich gewisse Fastenprozesse imitiert. Dazu später mehr.

Viel bringt viel? Über welchen Zeitraum muss eigentlich auf Nahrung verzichtet werden, um die positiven Effekte auszulösen? Lange Zeit war man der Ansicht, die Tiere müssten sich für den optimalen Erfolg möglichst lange beschränken. Zurzeit wird deutlich, dass auch Kurzzeitaktionen sehr hilfreich, vielleicht sogar effektiver sein können.

Nicht alle über einen Kamm scheren Nicht jede Maus reagiert gleich auf den Verzicht. Die Gene spielen eine Rolle, ob es Männchen oder Weibchen sind und was die Tiere zwischendrin so fressen. Bei einigen Studien sehen die Forscher eine Verlängerung des Lebens um fast ein Drittel, in anderen Versuchen gibt es keinen oder nur einen kleinen Effekt.

Wann, was, wie viel Nicht unerheblich ist natürlich *was* die Tiere fressen, wenn sie fressen. Wird der Gehalt an Makro- und Mikronährstoffen variiert, wirkt sich das selbstverständlich ebenfalls auf die Gesundheit, die Alterungsprozesse aus.

Einige wenige Studien mit Affen gibt es, die dem Menschen ja deutlich näher stehen als Maus oder Wurm. Die Ergebnisse hier geben kein klares Bild. Aufregung löste eine Untersuchung aus, deren Ergebnisse Forscher der University of Wisconsin im Jahr 2009 veröffentlichten. Rhesusaffen, die auf Reduktionskost gesetzt worden waren, lebten länger als ihre Artgenossen, die weiter normal gefüttert wurden. Zum Zeitpunkt der Publikation war die Hälfte der Tiere (insgesamt beteiligt waren 76 Affen) aus der Kontrollgruppe, aber erst 20 % aus der Gruppe mit verringerter Kost verstorben (Colman et al. 2009).

Eine 3 Jahre später veröffentliche Studie des National Institute of Aging ebenfalls mit Rhesusaffen konnte diese Ergebnisse nicht wiederholen, die Affen lebten nicht länger, waren aber gesünder, wenn sie auf Schonkost gesetzt worden waren (Mattison et al. 2012). Wie sich herausstellte, gaben scheinbar kleine Unterschiede bei der Ausführung der Studie den Ausschlag. Die Tiere in der ersten Studie waren nicht so „gesund" ernährt worden (mehr Zucker, mehr Fett, weniger unverarbeitete Nahrung) und futterten ohnehin schon mehr Kalorien als die Affen in der zweiten

Studie des National Institute of Aging. Da die Bedingungen, unter denen die Affen in den beiden Studien gehalten wurden, unterschiedlich waren, wundert es nicht, dass auch die Ergebnisse nicht identisch ausfielen.

8.2 Für wen sich das Fasten nicht eignet und welche Nebenwirkungen auftreten können

Fasten ist nicht gleich Fasten, und jeder, der fastet, ist ein Individuum mit seiner ganz eigenen Konstitution.

Wer vorhat zu fasten, sollte dies in jedem Fall mit seinem Arzt besprechen.

Ein angeleitetes Fasten unter Begleitung von erfahrenen Fachleuten ist absolut empfehlenswert.

Das Bundeszentrum für Ernährung rät bei oder in folgenden Krankheitsbildern und Lebenssituationen vom Heilfasten ab:

* fortgeschrittene Leber- oder Nierenleiden,
* fortgeschrittene Demenz,
* Kräfteverfall und Abmagerung durch eine Krebserkrankung oder Aids, Magersucht und Untergewicht,
* bei einer Schilddrüsenüberfunktion,
* während der Schwangerschaft und Stillzeit.

Mit Vorsicht und nur in Begleitung erfahrener Ärzte sollte fasten, wer an einer Psychose oder Suchterkrankung leide, vom Diabetes Typ 1, einer koronaren Herzerkrankung, einem Magengeschwür oder einer Tumorerkrankung betroffen sei (BZfE 2013).

Auch das Heilfasten kann Nebenwirkungen haben.

Nach der Deutschen Gesellschaft für Ernährung zählen dazu:

* leichte Kreislaufbeschwerden,
* eine leichte Unterzuckerung,
* Elektrolytstörungen (zu niedrige Natriumkonzentration im Blut),
* Migräne und Kopfschmerzen,
* Rückenschmerzen, Muskelkrämpfe,
* vorübergehend schlechteres Sehvermögen,
* vorübergehende Flüssigkeitsretention („Wasser" sammelt sich im Körper an),
* veränderter Schlaf.

Treten gar Herzrhythmusstörungen, Magenprobleme, massive Elektrolytstörungen oder ein Kreislaufkollaps auf, sollte das Heilfasten beendet werden (Backes 2018). Man müsse zwar Geduld mit seinem Körper haben, der zunächst eine Zeit für die Anpassung brauche, aber trotzdem auch auf seinen Körper hören, schreibt Andreas Michalsen. Wenn sich nach einer gewissen Zeit kein Wohlbefinden einstelle, sollte man lieber etwas anderes ausprobieren (Michalsen 2017, S. 132).

Fasten zum Abnehmen?
Wer fastet, um schnell ein paar Pfunde loszuwerden, aber nicht bereit ist, mit einem kritischen Blick auch das anzuschauen, was er danach oder zwischendrin isst, tut seinem Körper nichts Gutes. Ideal ist es, im Zuge des Fastens auf eine vollwertige, gesunde Ernährung umzuschalten. Diätversprechen, die behaupten, Hauptsache an zwei Tagen in der Woche werde gefastet, was man an den restlichen fünf Tagen esse, Hamburger, Pizza, Fast Food, sei egal, liegen daneben. Es kommt eben gar nicht unbedingt darauf an, weniger zu essen, sondern vielmehr darauf, was und wann.

Wer das Richtige isst, nimmt automatisch weniger Kalorien zu sich. Die Bewohner von Okinawa, mit ihrer gemüse-, algen- und obstlastigen Kost, zeigen es eindrücklich (s. Kap. 4). Die Ökotrophologin Gunda Backes empfiehlt das Heilfasten zur Gewichtsabnahme nur bedingt. Möglicherweise könne eine traditionelle Heilfastenkur – unter ärztlicher Leitung – beispielsweise nach Buchinger, aber ein Einstieg in eine Ernährungsumstellung, also einen bewussteren Umgang mit Nahrung und dem eigenen Körper sein.

In den Informationen der Deutschen Gesellschaft für Ernährung (DGE) weist die Ernährungsexpertin anhand der aktuellen Datenlage auf den positiven Effekt für die Gesundheit und Gewichtsabnahme durch das intermittierende Fasten hin (s. Kap. 9). Dennoch:

Fasten eigne sich nicht als Diät und führe zeitlich befristet nicht zu einer langfristigen Gewichtsabnahme. Es sei denn, der Fastende ändere gleichzeitig seinen Lebensstil (Backes 2018).

Fasten zum „Entschlacken"?

Kritisch geht die DGE auch mit dem in der Fastenszene gerne gebrauchten Begriff der „Schlacken" um, von denen sich der Körper durch den Verzicht befreien könne. Die Existenz solcher „Schlacken" sei wissenschaftlich nicht bewiesen. Die Vorstellung Otto Buchingers, im Darm würden sich, ähnlich einem im Dauerbetrieb befindlichen Ofenrohr, unverbrennbare, harte Schlacken ansammeln, ist wohl nicht haltbar, kein Gastroenterologe hat sie je bei einer Darmspiegelung gesehen.

Ganz so falsch ist die Vorstellung einer Reinigungsfunktion des Fastens aber dennoch nicht, dann nämlich, wenn man auf der Molekülebene schaut. Fasten fördert über die Autophagie die Beseitigung von Mikroschrott, „Mikroschlacken", der sich im Zuge der Lebensprozesse in und zwischen den Zellen ansammelt. Geschädigte Makromoleküle und

Organellen werden aus dem Verkehr gezogen, enzymatisch zerlegt und die Rohstoffe Syntheseprozessen wieder zur Verfügung gestellt. Regelmäßiges „Aufräumen" ermöglicht ein freieres Arbeiten, ein luftigeres Leben, auch im Zellhaushalt.

Ist Fasten gefährlich?
Fasten sei gefährlicher Humbug, künstlich ausgelöstes Verhungern und könne durchaus tödlich enden für Menschen, die unter chronischen Krankheiten litten – der Ernährungsexperte und Medizinjournalist Sven-David Müller griff vor einigen Jahren in einem Interview mit „Zeit-Online" zu drastischen Worten (Müller-Nothmann 2008).

Ja, Fasten ist in den letzten Jahren zum Trend geworden, Regale voller Ratgeber in den Buchhandlungen zeugen davon. Wie das bei Modeerscheinungen der Fall ist, werden da gern einmal die Rosinen aus den wissenschaftlichen Studien herausgepickt, der Nutzen betont, die Risiken ignoriert – das kann man auch kritisch sehen.

Dennoch ist das Fasten als ein freiwilliger Verzicht auf feste Nahrung und Genussmittel für begrenzte Zeit etwas anderes als „Hungern", dem unfreiwilligen Nahrungsentzug. Jede Form des Fastens ist nicht für jeden Menschen grundsätzlich gut und geeignet, genauso wenig wie es grundsätzlich für jeden schädlich ist. Allerdings wäre es schade, dabei das „Kind mit dem Bade auszuschütten" – und wegen verallgemeinernder Kritik, aber auch aufgrund von einem unsachlichen Hype den medizinischen Wert, den der Verzicht haben kann, gar nicht oder an falscher Stelle zu nutzen.

8.3   Das Essen und die Angst

Wie jedes gute Mittel würde auch das Fasten Gefahren in sich bergen, wenn das rechte Maß verloren gehe, schreibt Anselm Grün (1998, S. 56). Beim gesunden Fasten gehe es nie um die Ablehnung unserer Leiblichkeit, sondern um ein Annehmen unseres Leibes. Wenn der Körper verneint würde, könne das Fasten leicht zur Magersucht entarten, so Grün. Menschen, die sehr sensibel auf den stimmungssteigernden Effekt des Fastens reagieren, können dabei leicht in einen Teufelskreis geraten.

Laut dem Neurobiologen Gerald Hüther besäßen nicht nur bestimmte Nahrungsmittel, sondern auch manche Essgewohnheiten, und auch das Fasten, ein Abhängigkeitspotenzial, weil sie die Aktivität des serotonergen Systems (das System im Gehirn, das die Stimmung reguliert und über den Botenstoff Serotonin arbeitet) verstärkten. Fasten erhöht die Verweildauer und damit die Wirkkraft des Neurotransmitters Serotonin im synaptischen Spalt. Der Nahrungsverzicht wirkt dabei wie die „Serotoninwiederaufnahme-Hemmer", eine Gruppe von Medikamenten, die zur Behandlung von Depressionen eingesetzt werden (s. Kap. 7) (Hüther et al. 1998).

Anders als in den vergangenen Jahrhunderten ist das Fasten heute weniger in religiöse oder spirituelle Zusammenhänge eingebunden. Der Trend zum Verzicht ist vielmehr häufig eine Begleiterscheinung des „Selbstoptimierens". Dabei habe das Fasten sehr viel mit Selbstmodellierung, mit dem Aufzeigen der eigenen Souveränität zu tun, sagt der Philosoph Andreas Urs Sommer (Deutschlandfunk 2015). Wer verzichtet, zeigt: „Ich habe mich im Griff". Selbstbeherrschung, die sich im Verzicht äußere, passe sehr gut hinein in eine Kultur, in der die Souveränität eine zentrale Rolle spiele, so Sommer.

Ein Mensch, der sich selbst optimieren, verbessern, im Griff haben will (und dabei nicht in eine Gemeinschaft eingebettet ist oder ein korrigierendes Gegenüber hat), steht in der Gefahr, das rechte Maß zu verlieren und womöglich in ein Extrem, eine Abhängigkeit, ein Suchtverhalten zu rutschen. Der Psychiater Matthew Lissak von der University of California in Los Angeles warnt davor, ein Beschönigen der

Kalorienrestriktion würde die wachsende Gruppe der „Under-Eater" dazu ermutigen, ihren gefährlichen Weg weiterzugehen. Aus seiner ärztlichen Praxis hat Lissak dabei die Patienten mit einer Magersucht vor Augen, die überleben, weil sie zwar essen, sich dabei aber dauerhaft unter der Energiemenge bewegen (25 % bis 50 % weniger), die ihr Körper eigentlich benötige. Diese „stabil-kranken" Anorektiker hielten sich, so Lissak, bei niedrigem Gewicht bis zu 15 Jahre relativ gesund, doch dann entwickelten sich ernsthafte Gesundheitsprobleme wie Herzrhythmusstörungen, Nierenversagen oder chronische Gefäßprobleme (New York Times Magazine 2009).

„Auf den Körper hören" – diese Eigenschaft und die Fähigkeit, aus dem Gehörten die passenden Konsequenzen zu ziehen, scheint dem ein oder anderen bisweilen abhanden gekommen zu sein. Wir verlieren das Maß, das Gefühl dafür, was unserem Körper gut tut, wanken von einem Extrem ins andere, verlieren unsere Mitte. Ein Motivator, ein Faktor, der uns aus der Mitte treibt, ist die Angst. Die Liebe zum Leben und nicht die Angst vor dem Tod sollte die Grundlage für uns sein, hin und wieder zu verzichten, und zwar so, wie es sich für unseren Körper, unseren aktuellen Gesundheits- und Lebenszustand anbietet.

Fazit

Die tierexperimentellen Ergebnisse der Fastenforschung lassen sich nicht eins zu eins auf den Menschen übertragen. Allein Studien an Menschen können hier Klarheit bringen.

Fasten eignet sich nicht für einige chronisch Kranke oder diejenigen, die rasch ein paar Pfunde verlieren wollen, ohne auf eine gesunde Ernährung umzustellen. Ein aus dem Ruder geratenes Fasten oder ein übertriebener Kalorienverzicht kann sich zu einer Essstörung entwickeln.

Literatur

Backes G (2018) Heilfasten, Basenfasten, Intervallfasten – ein Überblick. Info DGE 2:18–25

BZfE (2013) Fasten – moderne Aspekte eines klassischen Naturheilverfahrens. https://www.bzfe.de/inhalt/fasten-moderne-aspekte-eines-klassischen-naturheilverfahrens-4675.html. Zugegriffen am 08.08.2018

Colman RJ et al (2009) Caloric restriction delays disease onset and mortality in rhesus monkeys. Science 325:201–204

Deutschlandfunk (2015) Verzichten zur Selbstoptimierung. https://www.deutschlandfunkkultur.de/fasten-verzichten-zur-selbstoptimierung.1008.de.html?dram:article_id=311963. Zugegriffen am 08.08.2018

Grün A (1998) Fasten. Vier-Türme-Verlag, Münsterschwarzach

Hüther G et al (1998) Essen, Serotonin und Psyche. Dtsch Ärztebl 95:477–479

Ingram DK, de Cabo R (2017) Calorie restriction in rodents: caveats to consider. Ageing Res Rev 39:15–28

Mattison JA et al (2012) Impact of caloric restriction on health and survival in theses monkeys from the NIA study. Nature 489:318–321

Michalsen A (2017) Heilen mit der Kraft der Natur. Insel, Berlin

Müller-Nothmann SD (2008) Fasten ist Humbug. ZEITonline. https://www.zeit.de/online/2008/04/interview-fastengegner. Zugegriffen am 08.08.2018

New York Times Magazine (2009) Letters Caloric restriction experiment. https://www.nytimes.com/2009/10/25/magazine/25letters-t-THECALORIERE_LETTERS-001.html?action=click&contentCollection=Magazine&module=RelatedCoverage&region=Marginalia&pgtype=article. Zugegriffen am 08.08.2018

Teil III

Wechsel zwischen Fülle und Verzicht

9

Wie Fastenforscher fasten

Die Fastenzeiten sind Teil meines Wesens. Ich kann auf sie ebenso wenig verzichten wie auf meine Augen. Was die Augen für die äußere Welt sind, das ist das Fasten für die innere. (Mahatma Gandhi 1869–1948)

> **Zum Einstieg**
>
> Wer fasten will, muss nicht unbedingt zwei Wochen bei Gemüsesaft zubringen. Auch ein regelmäßiges Übernachtfasten hat positive Effekte. Einige Fastenforscher praktizieren diese Variante des Intervallfastens. Was es sonst noch für verschiedene Formen des Fastens gibt, erfahren wir in diesem Kapitel.

Satchidananda Panda isst wie seine Mäuse – nicht was, aber wie. Der Biorhythmusforscher vom Salk-Institut im kalifornischen La Jolla beschränkt sich nach dem morgendlichen Milchkaffee bei der Einnahme seiner Mahlzeiten auf einen Zeitraum von 12 Stunden am Tag – das hat sich bei den Mäusen in seinem Labor als die gesündeste Variante herausgestellt.

Hatten die Mäuse in Pandas Versuchen 24 Stunden lang Zugang zu einem fettreichen Futter, neigten sie zu Übergewicht und dazugehörigen Gesundheitsproblemen. Wurde den Tieren das gleiche Futter, mit der gleichen Menge an

© Springer-Verlag GmbH Deutschland, ein Teil von Springer Nature 2019 **123**
U. Gebhardt, *Gesundheit zwischen Fasten und Fülle*,
https://doi.org/10.1007/978-3-662-57990-9_9

Kalorien, jedoch während ihrer natürlichen Wachphase nur für 8, 9 oder 12 Stunden gegeben, bekamen sie keine dicken Bäuche, keinen Diabetes, die Cholesterinwerte erhöhten sich nicht, die Leber und das Herz-Kreislauf-System erkrankten nicht (Longo und Panda 2016).

9.1 Essen nach der inneren Uhr

Sämtliche Aktivitäten in den Verdauungsorganen, die Ausschüttung von Verdauungssäften, Gallenflüssigkeit, von Hormonen, Enzymen, ja sogar die Tatkraft von Immunsystem und Darmmikrobiom zeigen tagesrhythmische Schwankungen. Dieser Rhythmus folgt der inneren Uhr in den einzelnen Zellen und Organen. Er dient dazu, die Verdauung optimal auf die zu erwartenden Essenszeiten einzustellen und das Maximale aus der Nahrung herauszuholen, den Organismus währenddessen aber auch nicht zu überlasten.

Ein permanentes Nahrungsangebot stört die innere Uhr (verursacht eine „Chronodisruption", eine Abweichung von der genetisch festgelegten Innenzeit). Das ausgetüftelte Miteinander von Hormonen, Blutfluss, Enzymen, Darmbakterien, Immunzellen kommt durcheinander, und das hat gewichtige Folgen. Nicht nur der Körperumfang wächst, auch einzelne Organe nehmen Schaden. Die innere Uhr der Leber reagiert bei Mäusen, wie Satchin Panda herausfand, sehr empfindlich auf die Futterzeiten und angebotenen Nahrungsmengen und verstellt sich bei einem Nonstop-Angebot. Bei gestörten physiologischen Rhythmen lagert das Organ zu viel Fett ein, eine Fettleber kann entstehen (Mazzoccoli et al. 2018). Vermutlich gilt dies auch für den menschlichen Organismus – bewiesen ist dies zurzeit noch nicht.

Mit Hilfe einer Smartphone-App versuchten Panda und seine Mitarbeiter, dem Essverhalten des Durchschnittsamerikaners auf die Schliche zu kommen. Die Teilnehmer aßen nicht, wie man vielleicht annehmen würde, klassischerweise drei Mahlzeiten am Tag, womöglich während 12 Stunden. Über die Hälfte futterte mal dieses, mal jenes, im Durchschnitt knapp 15 Stunden am Tag. Am Wochenende verschob sich der Essrhythmus häufig. Eine Art Stoffwechsel-Jetlag trat auf, vergleichbar mit den, dann meist deutlich spürbaren, körperlichen Misslichkeiten nach Reisen über die Zeitzonen hinweg. Wurden Übergewichtige in der gleichen Studie dazu motiviert, für dreieinhalb Monate nur 10 oder 11 Stunden am Tag zu essen, nahmen sie ab, fühlten sich fitter und schliefen besser (Gill und Panda 2015).

9.2   Fastende Forscher

Das, was der aus Indien stammende *Satchin Panda* praktiziert, ist eine Variante des Intervallfastens (auch intermittierendes Fasten genannt), bei der man tage- oder stundenweise auf Nahrung verzichtet. An 5 Tagen, über das Jahr verteilt, legt Panda zusätzlich einen Komplettfastentag ein, an dem er nur Wasser trinkt (Grant 2017).

Ähnlich wie Satchin Panda versucht auch *Andreas Michalsen* täglich eine nahrungslose Phase von etwa 14 Stunden am Stück einzuhalten (Michalsen 2017). Der Arzt für Naturheilkunde am Berliner Immanuel-Krankenhaus trinkt morgens einen schwarzen Espresso, frühstückt nicht und isst mittags zum ersten Mal, ohne zwischendrin nach Snacks gegriffen zu haben. Das Abendbrot mit der Familie ist ihm wichtig. **Fasten beginne schon bei einem Zeitraum von 14 bis 16 Stunden** und habe positive Auswirkungen – egal, ob man es konstant für eine lange Nacht oder vielleicht auch nur einen Tag die Woche tue, schreibt Michalsen in seinem Buch „Heilen mit der Kraft der Natur". Der Berliner Mediziner empfiehlt zusätzlich, ein- oder zweimal im Jahr ein mindestens einwöchiges Heilfasten unter ärztlicher Begleitung durchzuführen. Im Immanuel-Krankenhaus verzichten jährlich viele Hundert Menschen freiwillig – der Gesundheit zuliebe.

Michalsen betreut die Patienten und untersucht die Auswirkungen des Fastens und anderer alternativmedizinischer Ansätze auf die Behandlung bzw. den Verlauf verschiedener Krankheitsbilder auch wissenschaftlich. Er hat Studien veröffentlicht zur Wirksamkeit von Intervallfasten bei Menschen mit einem Diabetes Typ 2 (weniger Gewicht, niedriger Blutdruck, unklare Wirkung auf den Zuckerhaushalt), Fasten zur Senkung von Risikofaktoren für Altern, Diabetes, Herz-Kreislauf-Erkrankungen und Krebs (s. Kap. 10).

Von den positiven Wirkungen des Fastens ist Michalsen überzeugt. Das Gute daran: Jeder kann selbst etwas tun, die Verantwortung für den eigenen Körper, die eigene Gesundheit nicht nach außen verlagern, an den Arzt oder an die Pille, die dieser verschreibt, sondern selbst für sich sorgen, und das mit Erfolg. Wer von Altersdiabetes (einem der Hauptrisikofaktoren für die Entwicklung einer Demenz) spricht und meint, jeder würde ihn im Alter bekommen, irrt. Wenn der Körper gut erhalten werde, dann gibt es keinen Diabetes, sagt Michalsen (Gebhardt 2017).

Michalsen führt einige seiner Untersuchungen in Zusammenarbeit mit dem Zellbiologen *Valter Longo* von der University of Southern California durch. Longo selbst isst nur zweimal am Tag, er lässt das Abendbrot ausfallen und fastet alle 6 Monate für 5 Tage. Er ist überzeugt, dass das Fasten Alterungsprozesse verlangsamen und die Behandlung von Tumorerkrankungen positiv beeinflussen kann.

Valter Longo hat eine Diätform, die „Fasting Mimicking Diet", entwickelt, bei der die Nahrungsmittel in besonderer Weise zusammengestellt sind; und zwar so, dass auch ohne direktes Fasten von einigen gesundheitsfördernden Effekten des Verzichts profitiert werden könne (s. Kap. 11).

Mark Mattson, Fastenforscher vom US-amerikanischen National Institute on Aging, hat Studien über das Fasten als Bremse für die Entstehung neurodegenerativer Erkrankungen gemacht. Was im Tierversuch schon sehr vielversprechend aussieht, muss nun auch in Studien am Menschen bewiesen werden. Wie wirkt sich das Fasten auf das Hirnvolumen, die synaptische Plastizität, die Hirnleistung (das Lernen, das Erinnern) und biochemisch auf die Gehirnflüssigkeit aus? Erkranken Menschen, die regelmäßig fasten, seltener an Alzheimer und Parkinson?

Noch liegen dazu keine Daten vor. Mattson jedoch ist ebenfalls überzeugter Faster. Er hat sich ein besonders enges Zeitfenster für die Nahrungsaufnahme gesetzt: Der Wissenschaftler isst täglich lediglich während 6 Stunden, fastet also 18 Stunden jeden Tag und ist bei all dem auch noch sportlich als Geländeläufer aktiv.

Frank Madeo, Biochemiker am Institut für Molekulare Biowissenschaften an der Karl-Franzens-Universität in Graz ist da noch extremer. Er isst nur alle 20 Stunden abends etwas (Le Ker 2017). Sein Körper habe sich an diesen Rhythmus gewöhnt, und er fühle sich dadurch fitter, gesunder und energetischer als früher, sagt der Forscher in einem Interview.

Madeo leitet die sogenannte **InterFAST-Studie**, die sich gerade in der Auswertungsphase befindet. An 60 Teilnehmern wird untersucht, wie sich ein vierwöchiges periodisches Fasten (nach dem Prinzip des „alternate-day-fasting", ein Tag wird normal gegessen, ein Tag gefastet und sofort) im Vergleich zu 60 Normalessern auf den Körper auswirkt, auf den Blutdruck, Zuckerspiegel, Gefäß- und Herzfunktion und auf molekulare Details, wie die Autophagierate und das Vorkommen geschädigter Mitochondrien (Clinical Trials 2018).

9.3   Welche Fastenformen gibt es?

Heilfasten

Die am häufigsten angewandte Methode des medizinischen Fastens ist die Methode des Heilfastens, die der in Darmstadt geborene Arzt *Otto Buchinger* 1935 entwickelte (s. auch Kap. 10) Das Heilfasten eignet sich zur Vorbeugung und zur Therapie von Krankheiten. Buchinger selbst empfahl, 2 bis 4 Wochen mit maximal 500 Kilokalorien am Tag auszukommen, in Form von Gemüsebrühe, Obst- und Gemüsesäften, Honig, sowie viel Flüssigkeit (Kräutertees und Wasser).

Die Ärztegesellschaft Heilfasten und Ernährung e.V. rät, sich in Begleitung eines erfahrenen Fastentherapeuten 7 bis 10 Tage für das Heilfasten zu nehmen. Dazu kommen ein Vorbereitungstag, an dem die Nahrungszufuhr auf 1000 Kilokalorien heruntergeschraubt und ab dem auf Kaffee, Alkohol und Zigaretten verzichtet werden sollte; und etwa 3 Tage „Nachbereitung" für den Kostaufbau, der traditionell mit dem Verzehr eines rohen Apfels beginnt und idealerweise mit einem erhöhten Körperbewusstsein auch der Start in eine gesündere Ernährungsweise ist.

Während des Fastens sollte es einen guten Wechsel zwischen Ruhe und Bewegung, etwa Gymnastik und Gehen in der Natur, geben. Zu Beginn der Fastenperiode wird der Darm mit Hilfe von abführend wirkendem Glaubersalz (Natriumsulfat) gereinigt. Das sei notwendig, sagen die

Fastenspezialisten, weil sich der Darm bei einem Stopp der Nahrungszufuhr nicht automatisch komplett entleere, sauber werde. Auch wer nur von Säften und Brühe lebt, produziert noch Verdauungssäfte und Galle (de Toledo und Höhler 2010). Allein 100 Gramm Kot am Tag bestehen aus (abgestorbenen) Darmbakterien. Die Darmreinigung verhindert, dass Reste des verdauten Nahrungsbreies und der abgestorbenen Bakterien liegenbleiben und anfangen zu gären.

Fasten als Verzicht auf bestimmte Nahrungs- oder Genussmittel, Basenfasten

Jedes Jahr in der Passionszeit ist es soweit, dann startet die Evangelische Kirche in Deutschland ihre Aktion „Sieben Wochen ohne". Unter verschiedenen Motti geht es dabei darum, für eine Zeit lang aus Gewohnheiten auszuscheren, aus „Kalorien, Konsum oder Komfort", um den Horizont zu erweitern, Luft zu bekommen im getakteten Tagesablauf; um sich selbst und auch Gott wieder besser wahrzunehmen, besser zu hören und an Ostern womöglich verändert, erneuert aus den Fastentagen hervorzugehen. Worauf der Einzelne dann wirklich verzichtet, ist individuell sehr unterschiedlich, manche probieren es in diesen Tagen ohne Alkohol, Schokolade, Serienschauen im Internet, Shopping-Touren, Zucker (Althans 2017).

Sich zum Schutz vor bösen Mächten gewisser einzelner Speisen zu enthalten, praktiziert der Mensch seit Jahrtausenden. Fleisch bestimmter Tierarten (Ziegen, Schweine, Hirsch, Hund, Esel, Pferd, Stier, Geflügel, Fisch) oder einzelne Organe (Herz, Hirn, Blut) wurden gemieden, ebenso Pflanzen und Früchte (Bohnen, Knoblauch, Minzkraut, Granatapfel, Rüben, Brot, Wein, Lorbeerblätter), weil – so wurde befürchtet – in ihnen Dämonen oder aber die Kraft Gottes wohne (Arbesmann 1929).

Beim **Basenfasten** geht es um ein Zuviel an Säure, das den Säure-Basen-Haushalt des Körpers durcheinanderbringen, Müdigkeit, Kraftlosigkeit und Verdauungsprobleme auslösen, aber auch krankhafte Prozesse bei Allergien, Osteoporose und Gicht vorantreiben soll. Bei einer Basenfastenkur soll der Körper vom Säureüberschuss befreit werden. Morgens gibt es Obst, mittags Salat und abends Gemüse (Backes 2018). Auf Säurebildner wie Fleisch oder Wurst, Milchprodukte, Getreide, Kaffee, Süßigkeiten, Reis, Eier und Alkohol wird komplett verzichtet.

Eine wissenschaftliche Basis bzw. Belege aus Studien für die Wirksamkeit des Basenfastens gibt es nicht. Die Ernährungswissenschaftlerin Gunda Backes gibt zu bedenken, dass eine durch die Ernährung verursachte Übersäuerung bei gesunden Menschen nicht zu befürchten sei. Dafür sorgten verschiedene Puffersysteme des Körpers, die die Säure-Basen-Konzentration im Blut regulierten und sie konstant hielten (Backes 2018). Eines Zuviels an Säure würde sich der Organismus, so Backes, natürlicherweise über die Nieren, den Schweiß, den Stuhlgang oder beim Ausatmen entledigen.

Intervallfasten

Fasten muss nicht eine Woche lang Gemüsesuppe bedeuten. Heute gibt es verschiedene Varianten des Verzichts, die sich je nach individueller Situation und körperlicher Verfassung in den Alltag einbauen lassen. Wissenschaftliche Hinweise gibt es etwa für den gesundheitsfördernden Effekt des Intervallfastens, bei dem sich regelmäßige Fastenperioden mit normalem Essen in unterschiedlichem Rhythmus abwechseln.

Bekannt ist die 5: 2-**Diät**, bei der an 5 Tagen in der Woche normal gegessen und an 2 Tagen gefastet wird. Fasten meint hier, dass Frauen in diesen Tagen höchstens 500 und

Männer höchstens 600 Kilokalorien zu sich nehmen. Der britische Arzt und Journalist Michael Mosley machte diese Methode bekannt. Bei der vom Ansatz her ähnlichen, 1:1-Variante (im Englischen „alternate day fasting"), wechseln sich Fasttage und normale Esstage ab.

Die Befürworter des tageweisen Nahrungsverzichtes führen an, dieses Verhalten entspräche am ehesten den Bedingungen, unter denen der Mensch sich ursprünglich entwickelt habe. Die Jäger und Sammler mussten immer wieder Phasen von Nahrungsknappheit überbrücken, nur diejenigen, denen das aufgrund ihrer Konstitution, ihrer genetischen Ausstattung gelang, überlebten.

Wer in Intervallen fastet, nimmt ab. Offensichtlich „gelingt" es nicht, all die Kalorien, die an den Fastentagen nicht gegessen werden, an den anderen Tagen wieder hereinzuholen, sodass unter dem Strich weniger gegessen wird. Durchaus kritisch gesehen werden darf die häufig geäußerte Aufforderung, dass es egal sei, was zwischen den Fastentagen gegessen würde. Das mag attraktiv klingen, übersieht aber die Tatsache, das der Körper durchaus auf die Zufuhr bestimmter Makro- und Mikronährstoffe angewiesen ist, um zu funktionieren und dass es nicht nur um das „Wie", sondern auch um das „Was" geht.

Eine weitere Variante des Intervallfastens ist das tägliche Essen nur in einem bestimmten Zeitrahmen, so wie wir es zuvor bei einigen der Fastenforscher gesehen haben. Jeden Tag essen, aber nur in einem vorgegebenen Zeitfenster. Durch das Weglassen des Frühstücks oder des Abendbrotes entsteht jeden Tag eine längere Fastenphase von 12 bis 16 Stunden.

Ein Extremfall ist die **„Warrior-Diät"**. 20 Stunden am Tag wird (so gut wie) nichts gegessen, innerhalb von 4 Stunden, bei den meisten „Kriegern" gegen Abend, in ein bis zwei Mahlzeiten dann alles, was hineinpasst in den Magen.

Und das soll gut sein? Dazu, wie sich die verschiedenen Fastenformen dauerhaft auf den Menschen auswirken, gibt es noch keine klinischen Studien. Einige kurzfristig angelegte Untersuchungen zu den Effekten auf die Gesundheit liefern Hinweise für positive Wirkungen, beispielsweise auf die Gewichtsabnahme; die Ergebnisse zur Verbesserung des Zuckerstoffwechsels sind nicht eindeutig (Backes 2018). Klare wissenschaftliche Beweise fehlen, da die Studien häufig nur mit wenigen Teilnehmern durchgeführt werden, man sich dabei auch noch ganz unterschiedliche Menschen (Dicke, Dünne, Männer, Frauen, Frauen vor oder jenseits der Menopause usw.) anschaut, die sich nicht vergleichen lassen, oder weil man sich nicht nur eine Variante des Intervallfastens, sondern mehrere gleichzeitig anschaut.

Da loben wir uns die Maus, bei der man experimentell alles so schön eingrenzen und zu klaren Ergebnissen kommen kann. Wie bei den Tieren von Rajat Singh und seinen Forscherkollegen vom Albert-Einstein-College in der New Yorker Bronx (Martinez-Lopez et al. 2017). Eine Gruppe der Nagetiere bekam zweimal am Tag (zwischen 8 und 10 Uhr) sowie zwischen 17 und 19 Uhr zu fressen. Die anderen Mäuse die gleiche Menge an Kalorien, aber mit Zugang zu den Futternäpfen den ganzen Tag lang.

Das Ergebnis: Die Methode „Zweimal am Tag" mit großen Pausen dazwischen bringt weniger Fett, mehr Muskelmasse, mehr Autophagie in Zellen verschiedener Organe – auch im Gehirn. Die Wissenschaftler fanden eine zwei- bis dreifach erhöhte Autophagierate im Hypothalamus und einen ausgeglicheneren Zuckerhaushalt – offenbar verschwand die Glukose schneller aus dem Blut, weil die Muskelzellen der Mäuse sie besser aufnahmen. Alles in allem: zweimal futtern am Tag mit großen Pausen schützte die Tiere vor dem metabolischen Syndrom *und* tat ihrem Gehirn gut!

Weniger macht offenbar Sinn. Von der früher propagierten Devise „Möglichst viele kleine Mahlzeiten am Tag" verabschiedet sich die Wissenschaft gründlich. Welche

Ernährungsform für den einzelnen Menschen, seinen Tagesrhythmus, seine Konstitution passt, muss jeder für sich herausfinden. Alles in allem gilt aber: Verzichten macht Sinn, Magen und Darm müssen nicht die ganze Zeit beschäftigt sein, im Gegenteil.

Fazit

Es kommt gar nicht darauf an, weniger zu essen. Viel wichtiger ist, was wir essen und wann wir es tun. Allein ein regelmäßiges ausgedehntes Übernachtfasten tut der Gesundheit gut. Man darf auch ruhig mal Hunger haben.

Literatur

Althans K (2017) Warum fasten wir eigentlich? Die Fastenaktion der evangelischen Kirche. https://7wochenohne.evangelisch. de/warum-fasten-wir-eigentlich. Zugegriffen am 09.08.2018

Arbesmann PR (1929) Das Fasten bei den Griechen und Römern. Töpelmann, Gießen

Backes G (2018) Heilfasten, Basenfasten, Intervallfasten – ein Überblick. Info DGE 2:18–25

Clinical Trials (2018) The impact of intermittent fasting on human metabolism and cell autophagy. https://clinicaltrials.gov/ ct2/show/NCT02673515?cond=Fasting&cntry=AT&draw= 2&rank=1. Zugegriffen am 09.08.2018

De Toledo FW, Höhler H (2010) Buchinger Heilfasten – die Originalmethode. Trias, Stuttgart

Gebhardt U (2017) Mehr Köpfchen durch Verzicht. Gehirn Geist 3:12–18

Gill S, Panda S (2015) A smartphone app reveals erratic diurnal eating patterns in human that can be modulated for health benefits. Cell Metal 22:789–798

Grant B (2017) Running on empty. The Scientist. https://www. the-scientist.com/features/running-on-empty-31436. Zugegriffen am 09.08.2018

Le Ker H (2017) Nach zwei Wochen ist der Hunger weg. Spiegel Online. http://www.spiegel.de/gesundheit/ernaehrung/intervallfasten-nach-zwei-wochen-ist-der-hunger-weg-a-1136191.html. Zugegriffen am 09.08.2018

Longo VD, Panda S (2016) Fasting, circadian rhythms, and time-restricted feeding in healthy lifespan. Cell Metab 23:1048–1059

Martinez-Lopez N et al (2017) System-wide benefits of internal fasting by autophagy. Cell Metab 26:1–16

Mazzoccoli G et al (2018) The biological clock: a pivotal hub in non-alcoholic fatty liver disease pathogenesis. Front Physiol 9:193

Michalsen A (2017) Heilen mit der Kraft der Natur. Insel, Berlin

10

Fasten zur Therapie von Krankheiten

Fasten ist das größte Heilmittel. (Paracelsus 1493–1541)

Zum Einstieg

Das Fasten zur Therapie von Krankheiten ist keine Erfindung unserer Tage. In diesem Kapitel werfen wir einen kurzen Blick auf die frühen Wurzeln des Heilfastens, stellen Otto Buchinger als Namensgeber dieser alternativen Therapieform vor und fassen zusammen, bei welchen Krankheitsbildern der klinische Nutzen auch in Studien bestätigt ist.

Das kleine Mädchen wollte partout nichts essen. Die besorgten Eltern versuchten es immer wieder mit etwas Suppe oder einem Stückchen Brot. Doch war ein wenig davon im Magen gelandet, erbrach das Kind sich prompt, und alles kam wieder heraus. Der Arzt wurde gerufen. *Edward Hooker Dewey* (1837–1904) aus Meadville/Pennsylvania versuchte es mit einer alternativen Behandlung. Das typhuskranke Mädchen durfte 4 Wochen lang, so wie es danach verlangte, Wasser trinken, feste Nahrung wurde ihm nicht aufgedrängt. Nach diesem Monat der Nahrungskarenz stellte sich der Appetit ganz von allein wieder ein. Die Kleine langte kräftig zu und wurde rasch gesund.

© Springer-Verlag GmbH Deutschland, ein Teil von Springer Nature 2019 **135**
U. Gebhardt, *Gesundheit zwischen Fasten und Fülle*,
https://doi.org/10.1007/978-3-662-57990-9_10

Dewey war beeindruckt. Offenbar hatte der Körper des Kindes instinktiv gespürt, was die Heilung fördere, die Genesung vorantreibe; in diesem Falle war es das Fasten. Appetitlosigkeit und Nahrungsverzicht als Bestandteil des „sickness behavior" kennen wir alle. Edward Dewey machte ab 1878 eine alternative Behandlungsmethode daraus. Seinen Patienten riet er, im Krankheitsfall wirklich erst dann wieder mit dem Essen zu beginnen, wenn ein eindeutiges Hungergefühl zu verspüren sei (Merta 2003).

10.1 Heilfasten historisch

Dewey war nicht der Erste, dem auffiel, dass sich das Fasten zur Therapie von Krankheiten eignet. Diese Praxis hat eine sehr lange Tradition. Zur Zeit des griechischen Arztes *Hippokrates* (460–370 v. Chr.) behandelte man körperliche und seelische Leiden hauptsächlich diätetisch, das heißt mit Hilfe einer bestimmten Ernährungsweise. Je nach Symptomen wurden spezielle Speisen empfohlen, gemieden, oder es wurde der Nahrung gänzlich entsagt. Trat eine Krankheit auf, rieten die Ärzte zu einer mageren Diät, wie etwa zu Gerstenschleim. Verschlechterte sich der Zustand rasant, gab es eine strenge Diät, bei der, wenn überhaupt, nur Honigwasser erlaubt war. Ging es dem Patienten besser, durfte er auch wieder (mehr) essen.

Der römische Arzt *Asklepiades von Bithynien* (124–60 v. Chr.) behandelte seine Patienten mit einer Mischung aus aktiver und passiver Bewegung. Er riet zu Spaziergängen, Bädern, Schwitzkuren, verordnete, den Körper bzw. die Haut im Bereich der erkrankten Organe mit der Hand, Wolle oder warmen Tüchern zu reiben, und empfahl, Speisen und Wein zu meiden. Ein dreitägiges Fasten ordnete *Asklepiades* an bei Fieber, bei Lähmungen oder auch bei Albträumen. Nach der Vorstellung des römischen Arztes könne das Fasten die Krankheiten aushungern und den Körper vor einer Überlastung durch ein Zuviel an Nährstoffen schützen (Arbesmann 1929).

Heilfasten nach Otto Buchinger

Die Bezeichnung „Heilfasten" stammt von *Otto Buchinger* (1878–1970), der als Pionier der Fastenbewegung in Deutschland gilt. Der in Darmstadt geborene Arzt erkrankte am Ende des Ersten Weltkrieges an einer schweren Mandelentzündung, die in eine akute Gelenkentzündung, eine rheumatische Polyarthritis, überging. Die Gelenkschmerzen und ein Leber- und Gallenleiden brachten Buchinger dazu, den Rat eines Freundes zu befolgen: Buchinger fastete. Nach 19 Tagen stellte sich der erste Erfolg ein, die Gelenke waren wieder beweglich und schmerzten nicht mehr. Nach weiteren 4 Wochen Fastenkur waren auch Leber und Gallenblase wieder gesund (Schaube 1990).

Buchinger war wegen des Erlebens am eigenen Körper vom Fasten überzeugt. Bald behandelte er auch seine Patienten mit Fastenkuren, schrieb 1935 das Buch „Das Heilfasten und seine Hilfsmethoden als biologischer Weg", ein Standardwerk, das bis heute in immer wieder neuen Auflagen erscheint. Das Wesentliche am Heilfasten, das eben kein aus der Not geborenes Hungern ist: Der Betroffene entscheidet sich freiwillig zum Verzicht, motiviert, selbst Entscheidendes zum Heilungsprozess beitragen zu können.

Für Buchinger berühren sich beim Fasten stets drei Ebenen, die untrennbar miteinander verbunden und in der Fastenbegleitung bedacht werden müssen. Neben der medizinischen fließen bei dem Prozess auch die psychosoziale und die spirituelle Dimension mit ein. Das Fasten soll in einer geeigneten Umgebung stattfinden und Ansprechpartner zur Verfügung stehen – nicht nur für den Fall von

Fastenkrisen. Buchinger selbst empfahl, sich während des Fastens auch einer „Diät der Seele" zu verschreiben, sich mit Schönem in Form von Literatur, Musik oder Natur zu umgeben und alles, was Stress verursacht, bewusst zu meiden (Backes 2018).

10.2 Fasten und Psyche

Stefan Brunnhuber ist Ökonom und Psychiater. Der 56-Jährige leitet eine Diakonie-Klinik für Psychiatrie im sächsischen Zschadraß, in der Naturheilverfahren, auch das Fasten, bei der Behandlung der Patienten zum Einsatz kommen. Brunnhuber selbst, Buchautor und gefragter Referent zum Thema „Nachhaltigkeit", fastet 100 bis 130 Tage im Jahr nach der Methode Otto Buchingers.

Bei einem Kongress der Ärztegesellschaft Heilfasten und Ernährung e.V. im Juni 2017 in Überlingen am Bodensee referierte Brunnhuber über die „Psychologie des Fastens" (Brunnhuber 2017). Seiner Ansicht nach **durchlaufe ein Mensch während des Fastens auf der psychologischen Ebene fünf Phasen**. Entscheidend sei nicht, wie lange er faste, sondern ob dabei all diese Phasen erlebt würden.

Wenn der Patient sich entschließt zu fasten, wird er in der **ersten Phase** über die Vor- und Nachteile des Fastens aufgeklärt. Außerdem soll er versuchen, hinter die Motivation für den Fastenentschluss zu kommen: Will ich mich danach gesünder fühlen? Will ich leistungsfähiger werden? Will ich mich mit mir selber auseinandersetzen und meine (verdrängten) „Schattenaspekte" (der Schatten eines Menschen enthält nach *C. G. Jung* all das, was seinem positiven Selbstbild entgegensteht; Wiki Schatten) anschauen und womöglich überwinden?

In der **zweiten Phase** nach der Motivationsklärung und dem Fastenbeginn gilt es, Abstand zu nehmen von eingefahrenen (Essens-)Ritualen, von vertrauten körperlichen Befindlichkeiten, die mit Appetit, Essen und Sättigung verbunden sind, ein Vorgang, den der Fachmann „Des-Identifikation" nennt. Beim eigentlichen Fasten, der **dritten Phase**, wenn der Körper sich erfolgreich an den vorübergehenden Mangel angepasst hat, kommt die Selbstwirksamkeit zum Tragen. Das ist die Gewissheit, „ich habe etwas gemeistert und ich kann schwierige Herausforderungen erfolgreich überwinden". Je stärker diese Selbstwirksamkeit gespürt wird, desto angst- und depressionsfreier lebt es sich, desto besser schlafen die Fastenden in dieser Phase, erklärt Brunnhuber.

Bei anhaltender Des-Identifikation würden dann, so Brunnhuber, zunehmend eigene Lebenserfahrungen (Leistungen, Traumata, Freuden) in den Blick kommen, der Fastende gerate in eine Art Zeugenstand, aus dem heraus er auf sein eigenes Leben blicke, dabei könnten Demut, Dankbarkeit und eine universelle Verbundenheit empfunden werden.

Wird in der vorletzten, der **vierten Phase**, schließlich wieder gegessen, komme es zur „Re-Identifikation" mit dem eigenen Körper und mit der eigenen Geschichte. Im Idealfall entschließt sich der Fastende in der **fünften Phase** zu einer veränderten, dem Wohl dienenden Lebensführung.

Auch Otto Buchinger sah das Fasten als Möglichkeit, geistig zu wachsen. Er bedauerte, dass dies zunehmend übersehen würde. Stattdessen schien das Dünnerwerden, der Blick auf Bauch und Hüften im Vordergrund des Interesses zu stehen. Das sei an sich durchaus in Ordnung und ehrenwert, würde jedoch nicht zur Gänze dem eigentlichen Heilfasten gerecht, meinte Buchinger (Merta 2003).

10.3 Fasten bei Krankheiten des Körpers und der Seele

Erste Hinweise für die Wirksamkeit des Verzichts gibt es unter anderem beim sogenannten metabolischen Syndrom (dem Quartett aus Bluthochdruck, Bauchfett, erhöhten Blutfett- und Blutzuckerwerten), bei Migräne, chronischen Schmerzen und Entzündungen, Fibromyalgie, zur Stimmungsverbesserung und möglicherweise auch zur Unterstützung der Chemotherapie bei Tumorerkrankungen (Backes 2018). Meist handelt es sich dabei jedoch um kleine Studien, einen ersten Anfang also.

Chronische Schmerzen
Menschen, die unter andauerndem Schmerz leiden, profitieren vom Fasten. In einer kleinen Studie mit 55 Betroffenen und einer achttägigen Fastenphase, verbesserte sich die Stimmung bereits nach 5 Tagen des Verzichts. Zur Besserung tragen ein ruhigerer, erholsamerer Schlaf und wohl auch verschiedene andere Faktoren bei: Serotonin, endogene Opiate, die Schmerzwahrnehmung hemmende Endocannabinoide und stimmungsaufhellende neurotrophe Faktoren werden beim Fasten im Gehirn verstärkt frei (Michalsen 2010).

Autoimmunerkrankungen/Asthma
Das Fasten beeinflusst die Immunfunktion im Organismus. Wenn die Kalorien nur sehr reduziert fließen, scheint das vorübergehend besonders die Immunzellen (T-Zellen) zu treffen, die eigenes Gewebe angreifen, autoimmunologisch aktiv sind. Beim Fasten kippt die Waage des Werdens und Vergehens, des raschen Turnover der Abwehrzellen zugunsten des Vergehens. Wird nach diesem „Reset" dann jedoch wieder gegessen, werden die blutbildenden Stammzellen im Knochenmark besonders aktiv, um den Verlust an T-Zellen

und anderen Abwehrzellen rasch zu ersetzen. Fasten wirkt Autoimmunreaktionen, aber auch dem altersbedingten Leistungsverlust des Immunsystems, der Immunseneszenz, entgegen. Außerdem zeigen Fastenstudien, dass Abwehrzellen durch den Verzicht weniger Entzündungsstoffe ausschütten (Han et al. 2018).

Einen solchen Rückgang an Entzündungsstoffen beobachteten Mark Mattson und ein Forscherteam von der Louisiana State University in New Orleans auch bei übergewichtigen Asthmakranken, die für eine Weile jeden zweiten Tag mit 20 % weniger als ihrer üblichen Kalorienzufuhr auskamen. Die Teilnehmer verloren in diesen 8 Wochen fast ein Zehntel ihres Körpergewichtes und berichteten über deutlich weniger Asthmasymptome und eine verbesserte Lebensqualität (Johnson 2007).

Depression

Fasten beeinflusst über verschiedene neurobiologische Mechanismen die Stimmung eines Menschen. Der Spiegel an Endorphinen und Ketonen im Gehirn erhöht sich, was die Stimmung steigert. Außerdem ist mehr vom Neurotransmitter Serotonin verfügbar. Damit wirkt das Fasten ähnlich den „Serotonin-Wiederaufnahmehemmern", einer Gruppe von Medikamenten, die zur Behandlung von Depressionen eingesetzt werden.

Inwieweit sich das Fasten zur Behandlung schwerer Depressionen eignet, ist noch unbekannt, da noch keine qualitativ guten klinischen Studien hierzu gemacht wurden (Fond et al. 2013). Ärzte diskutieren aber, ob sich das Fasten als unterstützende Behandlung in der ersten Phase einer Therapie eignet, da die meisten Antidepressiva erst ab der 3. Woche nach Beginn der Einnahme wirken.

Bisher ist kaum verstanden, wie es zur Entstehung schwerer Depressionen kommt. Gene, Umweltfaktoren, Lebensumstände und Erfahrungen sind beteiligt. Die Depression ist wohl nicht nur durch ein chemisches Ungleichgewicht von Neurotransmittern (etwa zu wenig Serotonin) im Hirnstoffwechsel zu erklären. Die gegenwärtigen Behandlungsoptionen sind nicht optimal. Fasten könnte als alternativer Behandlungsansatz nützlich sein, weil es nicht nur die biologische, sondern auch die spirituelle und psychosoziale Dimension anspricht.

Doch ist auch Vorsicht geboten. Bisher ist unbekannt, ob die Stimmungsverbesserung anhält – bei längerem Fasten oder auch über das Fasten hinaus? Es gibt einige ältere Studien, nach denen es bei Menschen, die fasteten oder dauerhaft weniger aßen, um abzunehmen, gar zu depressiven Verstimmungen oder Depressionen kam.

Wenn der „königliche Weg des Fastens", wie Kirchenvater *Palladius* sagt, nicht irgendwann wieder in den königlichen Weg des Essens übergeht, **wenn das Maß verloren geht, kann die Euphorie in Depression umkippen**. Wer exzessiv (zu) wenig isst, tut seinem Gemüt, seinem Gehirn nichts Gutes. Der Level an Stresshormonen steigt, Neuronen sterben ab, das Gedächtnis, die Merkfähigkeit verschlechtern sich, Stimmung und Lebensqualität sinken (Zhang et al. 2015).

Epilepsie

Litten Menschen im antiken Rom unter Krampfanfällen, griffen manche Ärzte zu drastischen Methoden. Um die Dämonen auszutreiben, die angeblich verantwortlich waren, wurden die Betroffenen tagelang eingesperrt – ohne Nahrung. Die Besserung, die schließlich eintrat, mag möglicherweise dadurch verursacht worden sein, dass der Körper der Leidgeprüften auf den Fastenmodus umschaltete.

Auch die Bibel berichtet über Heilungserfolge durch das Fasten: „Und da sie zu dem Volk kamen, trat zu ihm ein Mensch und fiel ihm zu Füßen und sprach: Herr erbarme dich über meinen Sohn! Denn er ist mondsüchtig und hat schwer zu leiden; er fällt oft ins Feuer und oft ins Wasser. (…) Und Jesus bedrohte ihn; und der böse Geist fuhr aus von ihm, und der Knabe ward gesund zu derselben Stunde. (…) Jesus sprach: (…) Aber diese Art fährt nur aus durch Beten und Fasten" (Matthäus 17, 14–21).

Schon zur Zeit des griechischen Arztes *Hippokrates* behandelte man Epilepsiekranke mit einer Fastenkur, und mittelalterlichen Berichten zufolge verringerte sich in der Fastenzeit die Anzahl der Anfälle bei Mönchen mit Epilepsie. Wie kann man das erklären? Wird gefastet, stellt das Gehirn seine Energieversorgung um und nutzt statt der Glukose als Brennstoff zunehmend die Ketonkörper, die in der Leber aus freien Fettsäuren hergestellt und über die Blut-Hirn-Schranke in das Gehirn gelangen.

Offenbar unterstützt diese alternative Energiequelle aber nicht die typischen Entladungswellen der Epilepsie, bei der ganze Neuronengruppen übererregt sind und sich gleichzeitig entladen – weniger Anfälle treten auf (Ärzteblatt 2012).

Die **ketogene Diät**, hat sich heutzutage als Therapie der Epilepsie besonders bei Kindern etabliert. Die Diät wurde vor rund 100 Jahren entwickelt und versucht die Effekte auf den Stoffwechsel, so wie wir sie beim Fasten beobachten, nachzuahmen. Die Kinder essen extrem fettreich (bis zu 90 % der Nahrung), wenig Kohlenhydrate und ausreichend Protein, dadurch schaltet die Energieproduktion automatisch von Glukose auf Ketone um.

Eine Keto-Diät kommt heute besonders bei solchen Kindern zum Einsatz, bei denen die klassische medikamentöse Therapie versagt. In einer Studie mit 145 Kindern reduzierte sich durch die Diät bei über einem Drittel die Anfallshäufigkeit um rund die Hälfte, 7 % der Kinder hatten fast gar keine Anfälle mehr, die Kinder waren außerdem wacher und aufmerksamer (Wittig-Moßner 2012).

10.4 Fasten bei Chemotherapie?

Krebszellen mögen das Fasten offenbar nicht. Sie teilen sich immer wieder und sind deshalb sehr hungrig und auf raschen Nachschub an Ressourcen angewiesen. Im Experiment an Mäusen, die an Brust- oder Hautkrebs erkrankt waren, **kamen die Tumorzellen viel schlechter mit dem Fasten zurecht als gesunde Körperzellen.** Kombinierte das Team von Valter Longo periodisches Fasten und eine Chemotherapie zur Behandlung der Tiere, schien das Fasten die Krebszellen anfälliger, gesunde Körperzellen aber robuster gegenüber den Chemostatika zu machen. Der Krebs schritt wesentlich langsamer voran. Womöglich steigert das Fasten zusätzlich die Aggressivität des Immunsystems, das die Krebszellen dadurch heftiger angeht.

In einer kleinen Studie an der Berliner Charité fastete die Hälfte der 34 Patientinnen, die sich wegen einer Brust- oder Eierstockkrebserkrankung einer Chemotherapie unterziehen mussten, mindestens eineinhalb Tage vor und bis einen Tag nach der Infusion (Bauersfeld et al. 2018). Nach 6 Behandlungszyklen wurde erfragt, wie es den Frauen jeweils mit der Chemotherapie ergangen war. Diejenigen, die gefastet hatten, gaben an, weniger unter Nebenwirkungen gelitten und den Verzicht als durch und durch positiv empfunden zu haben. Diese kleine Untersuchung rechtfertigt bisher noch keine breite Anwendung. Einige weitere Studien laufen (beispielsweise das Fasten und die Tolerierbarkeit der Chemotherapie bei Prostata-, Brust- oder Lungenkrebs), deren Ergebnisse noch ausstehen.

Riccardo Caccialanza von der Poliklinik San Matteo im italienischen Pavia und seine Kollegen fordern eine vorsichtige, kritische Haltung zum Thema, weil es auch offensichtliche Gefahren gibt (Caccialanza et al. 2018). Noch könne das Fasten, ihrer Meinung nach, vor oder während einer Chemotherapie daher nicht empfohlen werden. Schließlich seien Krebspatienten im Zuge der Erkrankung und Therapie stets gefährdet, Gewicht und Muskelmasse zu verlieren, abzumagern. Werde dann auch noch gefastet, könnte das die Auszehrung weiter vorantreiben und den Patienten zusätzlich schwächen. Möglicherweise eigene sich das Fasten daher nur bei (der kleinen Gruppe an) Patienten, die im Zuge der Krebserkrankung noch nicht wesentlich an Gewicht verloren hätten, schreiben die italienischen Mediziner.

Eine weitere Gefahr sehen sie in der Verbreitung von Falschinformationen. Gerade beim Thema Krebs und Ernährung bzw. Krebs und Fasten seien ihrer Ansicht nach sehr viele, wissenschaftlich nicht untermauerte Theorien, Bücher und Schriften in Umlauf, die dem Betroffenen eher schaden als helfen würden. Die unkontrollierte Anwendung solcher Heilsversprechen könnte sich negativ auswirken, zu Fehlernährung, Muskelabbau führen und womöglich andere (klassische) Behandlungsansätze negativ beeinflussen.

> **Fazit**
>
> Fasten zur Therapie von gewissen Krankheiten hat eine lange Tradition. Dabei wirkt der Verzicht nicht nur auf medizinischer, sondern auch auf psychischer und spiritueller Ebene. Erfahrungen belegen die Wirksamkeit des Fastens, klinische Studien sind erst am Anfang, wissenschaftliche Nachweise dafür zu liefern.

Literatur

Arbesmann PR (1929) Das Fasten bei den Griechen und Römern. Töpelmann, Gießen

Ärzteblatt (2012) Epilepsie: wie eine Diät die Anfälle reduziert. https://www.aerzteblatt.de/nachrichten/50306/Epilepsie-Wie-eine-Diaet-die-Anfaelle-reduziert. Zugegriffen am 10.08.2018

Backes G (2018) Heilfasten, Basenfasten, Intervallfasten – ein Überblick. DGE-Info 2:18–25

Bauersfeld SP et al (2018) The effects of short-term fasting on quality of life and tolerance to chemotherapy in patients with breast and ovarian cancer: a randomized cross-over pilot study. BMC Cancer 18:476

Brunnhuber S (2017) Psychology of Fasting. https://www.stefan-brunnhuber.de/integral-medicine. Zugegriffen am 10.08.2018

Caccialanza R et al (2018) To fast, or not to fast before chemotherapy, that is the question. BMC Cancer 18:337

Fond G et al (2013) Fasting in mood disorders: neurobiology and effectiveness. Psychiatry Res 209:253–258

Han K et al (2018) A pilot study to investigate the immune-modulatory effects of fasting in steroid-naive mild asthmatics. J Immunol. [July 18, 2018, ji1800585]. https://doi.org/10.4049/jimmunol.1800585

Johnson JB (2007) Alternate day calorie restriction improves clinical findings and reduces markers of oxidative stress and inflammation in overweight adults with moderate asthma. Free Radic Biol Med 42:665–674

Merta S (2003) Wege und Irrwege zum modernen Schlankheitskult. Franz Steiner, Wiesbaden

Michalsen A (2010) Prolonged fasting as a method of mood enhancement in chronic pain syndromes: a review of clinical evidence and mechanisms. Curr Pain Headache Rep 14:80–87

Schaube W (1990) Vom guten Geschmack des Verzichtens. Herder, Freiburg

Wittig-Moßner (2012) Ketogene Diäten. https://www.epikurier.de/fileadmin/pdf/archiv/EpiKurier_2012_03.pdf. Zugegriffen am 10.08.2018

Zhang Y et al (2015) The effects of caloric restriction in depression and potential mechanisms. Curr Neuropharmacol 13:536–542

11

Fasten light

Käm' dann die böse Fastenzeit, so wär ich fest dabei, bis ich mich elend abkasteit mit Lachs und Hühnerei. (Wilhelm Busch, 1832–1908)

Zum Einstieg

In diesem Kapitel erfahren wir, ob man es sich nicht auch ein wenig leichter machen kann mit dem Verzicht. Gibt es eine Ernährungsweise oder gar therapeutische Substanzen, die im Körper ähnlich gesundheitsfördernde Prozesse anstoßen wie das Fasten oder der Kalorienverzicht?

Zwei graue Schachteln für jeden Tag, zehn liegen insgesamt auf dem Tisch, beschriftet mit „Tag eins" bis „Tag fünf", darin befinden sich allerlei kleine Päckchen. Tütensuppen mit den Geschmacksrichtungen Tomate und Minestrone, Energy-Riegel, Gemüse-Cracker und Schoko-Nuss-Happen, Oliven, Zitronen- und Pfefferminztee, Algenöl und andere Nahrungsergänzungsmittel. Die Lieferung ist einigermaßen enttäuschend, 250 Euro hat der Spaß gekostet, der Versand aus den USA inbegriffen. Zweimal im Jahr durchgezogen, soll die „Fasting Mimicking Diet" kleine Wunder vollbringen, gegen die Lasten unserer Zivilisationsgesellschaft, für ein längeres Leben. Und das soll funktionieren?

© Springer-Verlag GmbH Deutschland, ein Teil von Springer Nature 2019 **147**
U. Gebhardt, *Gesundheit zwischen Fasten und Fülle*,
https://doi.org/10.1007/978-3-662-57990-9_11

Die Testerin berichtet von schlechter Laune, Müdigkeit und dem Willen, das Ganze einfach nur noch durchzustehen. Die zwei Schachteln für den ersten Tag enthalten 1100 Kilokalorien (10 % Protein, 56 % Fett, 34 % Kohlenhydrate) und jeweils 725 Kilokalorien (9 % Protein, 44 % Fett, 47 % Kohlenhydrate) für die restlichen Tage. Mit dieser Magerkost wird die junge Lifestyle-Redakteurin ihr Ziel erreichen: ein paar Pfunde verlieren. Nach den 5 Tagen sind es zweieinhalb Kilo weniger auf der Waage – ein zweifelhafter Erfolg?

11.1 „Fasting Mimicking Diet"

Der Gerontologe Valter Longo von der University of Southern California hat die „Fasting Mimicking Diet" (FMD) entwickelt. Das klassische Fasten oder auch das zurzeit angesagte Intervallfasten, jeden zweiten Tag oder zweimal die Woche (s. Kap. 9), sei für Menschen extrem schwierig durchzuhalten, meint Longo. Daher die FMD, die Longos Firma L-Nutra verkauft. Fasten also, ohne wirklich zu fasten, ohne ganz auf Nahrung zu verzichten, das ist angesichts der wenigen Löffel Tütensuppe am Tag und langem Kauen auf Nussriegeln ein schwacher Trost.

Longo geht es mit dieser Diät und bei seiner Forschung nicht darum, dass vorübergehend etwas Gewicht verloren wird. Der Altersforscher sieht im Fasten, bzw. der Light-Version, der „Fasting Mimicking Diet", eine Möglichkeit, länger und länger gesund zu leben. Erste Versuche mit Labormäusen geben ihm Recht. In einer für Nagetiere angepassten Version der FMD verloren die Tiere, die alle zwei Monate für vier Tage eine FMD einlegten (sonst aber normal fraßen), während der Fastenperiode 15 Prozent Körpergewicht. Der Blutzuckerspiegel verringerte sich in dieser Phase (jedoch nicht dauerhaft) um 40 %, die Menge an Insulin im

Blut sank, ebenso die Konzentration von IGF-1 („insulin like growth factor"), ein Hormon, das im Tierexperiment Alterungsprozesse vorantreibt (Brandhorst et al. 2015).

In Longos kalifornischem Labor wurde mit Mäusen gearbeitet, die anfällig für Blutkrebs sind. Die Tiere, die fasteten, erkrankten im Laufe ihres Lebens deutlich seltener (fast um die Hälfte weniger) an diesen Tumoren als die Kontrolltiere. Die Lebensdauer der Tiere in der FMD-Gruppe verlängerte sich aber nicht nur, weil sie weniger Krebs bekamen. Die FMD wirkte zusätzlich auf einige Organe wie ein Jungbrunnen, Regenerations- und Zellerneuerungsprogramme wurden gestartet. In der Phase des Verzichtens wurde aufgeräumt, verschlissene, gealterte, womöglich Entzündungen fördernde Zellen beseitigt – die Autophagie gefördert, Niere, Leber und Herz der Tiere schrumpften sichtbar. In der Phase mit normaler Futterversorgung füllten sich die Lücken im Gewebe wieder mit frischem Zellnachwuchs.

Reset für das Immunsystem

Während der Fasten-Aufräumaktion gingen bei den Tieren ebenfalls bis zu 40 % der weißen Blutkörperchen, der Immunzellen, verloren. Das Immunsystem trägt im Alter immer mehr angeschlagene, unbrauchbare Abwehrzellen mit sich herum, die die Immunkraft schwächen. Diese Zellen sind nicht sehr hilfreich beim Schutz vor Infekten oder als Patrouille gegen Krebszellen. Sie neigen eher dazu, unkontrolliert eigenes Gewebe anzugreifen, also Autoimmunerkrankungen auszulösen.

Das Entscheidende passiere, so Longo, nicht beim Fasten, sondern danach. Wenn die Tiere wieder normal fressen, normalisieren sich die physiologischen Bedingungen und die Organe – und auch das Immunsystem – „wachsen" wieder auf ihre ursprüngliche Größe heran. Mit einem Unterschied: die durch das Aufräumen frei gewordenen „Plätze" werden mit jungem Zellnachschub gefüllt, weil das

Fressen nach dem Fasten, die Stammzellen in den jeweiligen Geweben, aus denen neue Zellen hervorgehen überdurchschnittlich stark aktiviert hatten. Und zwar so stark, dass sich die Anzahl der blutbildenden Stammzellen im Knochenmark der Mäuse, aus denen sämtliche Zellen des Immunsystems entstehen, verfünffachte.

Der Wechsel zwischen Fasten und Fressen aktiviert die Stammzellen überall im Körper, wohl auch im Gehirn. Bei den Tieren mit FMD zeigte sich besonders in der Hippokampus-Region des Gehirns eine rege Aktivität, Nervenzellen und Synapsen wurden neu gebildet, diese Tiere schnitten bei Gedächtnistests prompt besser ab. Werden dauerhaft 20 bis 30 % weniger Kalorien gegessen, wie bei der Methode der „Calorie Restriction", bleibt der Wechsel zwischen Fasten und Fressen und damit auch der Stimulus auf die Stammzellen aus.

FMD bei Menschen

Valter Longo hat die FMD nicht nur bei Mäusen, sondern auch in Studien am Menschen untersucht. In einer davon konnten alle Teilnehmer im Prinzip essen, was sie wollten, nur die 100 Frauen und Männer in der FMD-Gruppe legten monatlich einmal eine fünftägige Fasten-Mimicking-Periode ein. Nur 71 Teilnehmer hielten bis zum Ende durch (Leslie 2017).

Durchzuhalten lohnt hier offenbar, das zumindest zeigen die Daten, die Logos Team ermittelte. Die Light-Faster verloren während der 3 Monate im Durchschnitt 2,6 Kilogramm Körpergewicht. Außerdem sank der Blutdruck, der Anteil an Körperfett und der Taillenumfang. Eine dreimonatige Studie kann natürlich nichts über die Effekte auf die Alterungsvorgänge oder gar eine lebensverlängernde Wirkung des Fastens aussagen. Einige Werte zumindest deuten auf günstige Voraussetzungen für ein gesundes Altern hin: die Menge an Entzündungsstoffen, der Blutzucker- und der

Cholesterinspiegel und des „insulin-like growth factor" (IGF-1) und damit das Risiko für Diabetes und Herz-Kreislauf-Erkrankungen sanken bei der FMD-Gruppe ebenfalls deutlich (Wei et al. 2017).

Kritische Stimmen zur FMD

Ob die Diät auch bei Menschen funktioniere, die nicht so gesund seien wie die Frauen und Männer in der aktuellen Untersuchung, sei noch ungeklärt, meint der Ernährungsforscher Rafael de Cabo vom National Institute on Aging in Baltimore (Leslie 2017). Studien über einen längeren Zeitraum wären ebenfalls hilfreich, um zu überprüfen, ob die FMD durchzuhalten ist und ob die positiven Wirkungen dauerhaft anhalten.

Andreas Michalsen steht der FMD etwas kritisch gegenüber. Longos Produktlinie sei eine deutliche Abwendung vom naturheilkundlichen Ansatz des Fastens. Tütensuppen und Mandelriegel würden hier nicht eingesetzt, sondern man wolle eine komplexe neue Erfahrung vermitteln, körperlich wie seelisch. (Michalsen 2017, S. 125)

Longo hingegen will mit seinem Produkt keinen Gewinn erzielen. Er gibt an, den Erlös in Forschungsprojekte zu stecken. Der Forscher ist überzeugt davon, dass sich neue therapeutische Ansätze, wie die FMD, die auf den Stoffwechsel des Organismus abzielen, innerhalb der nächsten Jahre in der alltäglichen ärztlichen Praxis bei verschiedenen Krankheiten als zusätzliche Behandlungsoption durchsetzen werden (Longo 2016).

Fasten mit FMD bei multipler Sklerose, bei Diabetes und Krebserkrankungen

Longos Team hat Studien gestartet, die die Sicherheit und Wirksamkeit des Fasting Mimicking bei multipler Sklerose (MS) testen, bei Diabetes, bei Krebserkrankungen oder auch zur Erhöhung des Impferfolges bei älteren Menschen mit einem schwächeren Immunsystem. Für die FMD bei multipler Sklerose gibt es schon erste Ergebnisse. Bei dieser Autoimmunerkrankung greifen körpereigene Immunzellen „fehlgeleitet" das Isoliermaterial der Nervenzellenfortsätze, das Myelin, an (Choi et al. 2016).

In einer kleinen Studie mit 60 MS-Patienten zeigten die Forscher, dass eine (leicht modifizierte) FMD oder auch eine ketogene Diät (s. Kap. 10) sicher und ohne ernsthafte Nebenwirkungen bei den Betroffenen angewendet werden und zu einer leichten Verbesserung der Symptome führen kann. Warum es den Patienten besser ging, weiß man noch nicht. Dazu müssten genauere Untersuchungen an einer größeren Anzahl von Patienten gemacht werden. Spannend wäre zu klären, wie sich die autoaggressiven Immunzellen unter dem Einfluss der FMD verhalten und ob sich womöglich sogar neues isolierendes Myelin um die Nerven bildet.

Dass solche Reparaturen unter dem Einfluss der FMD gelingen, war zuvor zumindest bei Experimenten mit Mäusen beobachtet worden. Nach drei Fastenzyklen stellten die im Gehirn ansässigen Gliazellen neues Isoliermaterial, neues Myelin für die Nervenzellen her und behoben die Schäden. Die Lähmungen und Empfindungsstörungen bei den Tieren wurden weniger. Damit kann die FMD bei Mäusen, was die verfügbaren Multiple-Sklerose-Medikamente nicht können. Klassischerweise werden Immunsuppressiva eingesetzt, die lediglich die autoaggressive Immunabwehr hemmen.

11.2 Mit Pülverchen und Pille – fasten ohne zu fasten

Ein ganzer Industriezweig beschäftigt sich mit der Entwicklung von Substanzen, die positive Effekte des Fastens oder Kalorienverzichts anstoßen sollen, ohne dass tatsächlich auf

irgendetwas verzichtet werden muss. Anstelle des „Verzicht-
gedankens" tritt der „Konsumgedanke". Es wird nichts
weglassen, sondern zusätzlich etwas, ein Pülverchen, eine
Pille, eingenommen. Ein lukratives Geschäft, Firmen, die
hier innovativ forschen, sind nicht selten auch auf der „anderen Seite", der Lebensmittelherstellung, aktiv.

Zu den **„Kalorienrestriktionsmimetika"**, wie der Fachmann diese Verdauungshemmer nennt, zählen beispielsweise
Substanzen, die verhindern, dass gegessene Makronährstoffe,
Fette, Kohlenhydrate vom Organismus überhaupt aufgenommen werden, stattdessen rauschen sie unverdaut wieder hinaus.

Chitosan beispielsweise wird aus Krabbenschalen gewonnen und ist als fettbindendes Schlankheitsmittel bereits
im Handel. Das leicht umgewandelte Naturprodukt, ein
Vielfachzucker, quillt in flüssigem Umfeld ein wenig auf
und soll die in der Nahrung enthaltenden Fette gelartig
umgeben und so unverdaut über den Stuhl wieder mit hin-
ausnehmen. Ob es das tatsächlich kann, Gewicht und Cholesterinspiegel senken, wie in der Werbung angepriesen,
konnten Studien bisher nicht eindeutig belegen (Ingram
und Roth 2015).

Ein weiterer Fettblocker ist **Orlistat,** ein Arzneistoff, der
zur Behandlung von Adipositas zugelassen ist. Orlistat
hemmt Verdauungsenzyme, die Fettmoleküle in Magen
und Darm in kleinere Häppchen zerlegen, dadurch wird
die Fettaufnahme blockiert. Klinische Studien belegen die
Wirksamkeit des Medikamentes auf die Senkung des
Körpergewichts, der Blutfettwerte, des Blutzuckers und des
Blutdrucks; allerdings: Über ein Drittel der Menschen, die
es schlucken, haben unangenehme Nebenwirkungen, starke
Blähungen, dünnen Stuhlgang, Stuhlinkontinenz.

Acarbose zielt nicht auf die Fett-, sondern auf die Koh-
lenhydratverdauung ab. Acarbose hemmt Glykosidhydrola-
sen und Amylasen, Enzyme, die im Dünndarm komplexe

Kohlenhydrate in kleinere Zuckereinheiten zerlegen. Als Medikament wird es zur Behandlung von Diabetes eingesetzt. Ob Substanzen wie Chitosan, Orlistat, Acarbose und all die anderen Stoffe, die noch erforscht werden, sich nun positiv auf ein langes gesundes Leben auswirken, ist unbekannt.

Die **2-Deoxyglukose** (2DG) hemmt als Konkurrent der Glukose die Zuckeraufnahme in die Körperzellen, indem es selbst über den Zuckertransporter in eine Zelle gelangt, dort aber nicht verstoffwechselt werden kann. In ersten Tierversuchen gelang es mit 2DG tatsächlich einige Effekte der Kalorien-Verringerung nachzuahmen. Bei Experimenten mit Ratten stellte sich dann jedoch heraus, dass die Substanz sich toxisch auf Herzzellen auswirkt und die Einnahme von 2DG zumindest bei den verwendeten Konzentrationen kein empfehlenswerter Weg ist.

Neben dieser Gruppe an „Verdauungshemmern" forscht man an Substanzen, die gezielt solche Moleküle, Enzyme oder Zellprozesse ankurbeln, die auch durch das Fasten aktiviert werden. Dazu zählt etwa **Resveratrol**, das chemisch betrachtet zur Gruppe der Polyphenole gehört. Dieser sekundäre Pflanzenstoff kommt natürlicherweise unter anderem in Weintrauben, Wein, Blaubeeren und Erdnüssen vor.

Resveratrol täuscht dem Organismus eine Kalorienrestriktion vor, indem es unter anderem eine Gruppe von Enzymen, die Sirtuine, aktiviert. Diese molekularen Werkzeuge sind Bestandteile jeden Zellkerns. Ihre Aufgabe ist es, gewisse Abschnitte der Erbinformation immer dann stillzulegen, wenn es gilt, alle Überlebenskräfte zu mobilisieren, z. B. in Situationen des Nahrungsmangels. Offenbar wirkt sich die Aktivität der Sirtuine auf die Lebensdauer eines Organismus aus. Fehlen einzelne dieser Enzyme oder sind sie im Experiment an Tieren blockiert, altern die Versuchstiere schneller (Wahl et al. 2018).

Bei Labortieren wirkt sich eine Resveratrol-Gabe vielfältig aus. Der sekundäre Pflanzenstoff stärkt die Wandzellen von Blutgefäßen, senkt den Blutdruck, erhöht die Ansprechbarkeit der Körperzellen für Insulin, verbessert die Funktion von Mitochondrien, mindert oxidativen Schaden und senkt die Ausschüttung von Entzündungsstoffen. Resveratrol scheint optimal geeignet, um dem Verschleiß, der besonders den empfindlichen Neuronen zu schaffen macht, entgegenzuwirken. In Tierexperimenten wirkt der Stoff alters- und demenzbedingten Einschränkungen entgegen und hilft Lern- und Gedächtnisfunktionen zu bewahren, zum Teil sogar zu verbessern.

In einer kleinen Studie an der Berliner Charité wurden die Auswirkungen auf den Zuckerstoffwechsel und die Gehirnleistung (wie gut „arbeitet" der für das Gedächtnis und Lernen zuständige Hippokampus?) von 46 (älteren gesunden, aber übergewichtigen) Frauen und Männern untersucht, die 6 Monate lang jeden Tag ein Placebo oder Resveratrol schluckten. Die 200 Milligramm Resveratrol, die die Teilnehmer auf diese Weise täglich zu sich nahmen, entsprechen dem Gehalt dieses Polyphenols in rund 15 Flaschen Wein (Witte et al. 2014).

Das Resveratrol wirkte sich bei den Studienteilnehmern tatsächlich positiv auf den Zuckerhaushalt aus. Als Anzeichen für verbesserte (gesunkene) Langzeitzuckerwerte fand sich im Blut der Resveratrol-Gruppe weniger „Glykohämoglobin" – eine Verbindung von Zucker mit dem roten Blutfarbstoff. Im Vergleich zur Placebogruppe hatten die Resveratrol-Kandidaten bei Tests zur Merkfähigkeit ein deutlich verbessertes Wortgedächtnis. Parallel dazu waren die Nervenzellen im Bereich des Hippokampus funktionell stärker vernetzt, das ergaben die Untersuchungen im Hirnscanner.

Ein womöglich noch effektiveres Mimetikum könnte das Polyamin **Spermidin** sein. Wie der Name schon erahnen lässt, ist dieser Stoff ein Bestandteil des Spermas. Es kommt aber im Prinzip in allen Zellen von Lebewesen vor, besonders hoch konzentriert auch in einigen Nahrungsmitteln, wie etwa in Hartkäse, Weizenkeimen, Nüssen, Sojabohnen, Zitrusfrüchten, Äpfeln, Birnen, grünem Pfeffer, Käse, Champignons. Bei Menschen nimmt die Konzentration an Spermidin im Alter ab, gesunde, sehr Alte haben, laut einer Untersuchung italienischer Forscher, mehr davon im Blut (Madeo et al. 2018).

Spermidin steigert im Experiment die Autophagie und besonders auch die Mitophagie, einen zellulären Prozess, bei dem funktionsuntüchtige Mitochondrien beiseite geräumt werden. Im Versuch an Mäusen zeigte sich eine positive Wirkung des Spermidin auf den alternden Herzmuskel, der sich weniger versteifte und verdickte. Das Herz der Tiere erschien insgesamt leistungsstärker (Eisenberg et al. 2016).

Was Spermidin im Gehirn auslöst, ist erst in Anfängen verstanden. In Untersuchungen an der Taufliege Drosophila steigert die Substanz Aufräumaktionen im Nervensystem, hält die Zellen dort jung und geschmeidig, Synapsen werden geknüpft, können Nervensignale rasch weitergeben (Bhukel et al. 2017). Frank Madeo und seine Mitarbeiter an der Universität Graz beschäftigen sich mit diesem Mimetikum und planen weitere Studien.

Ob es für positive Effekte schon reicht, mehr Parmesankäse zu essen? Solange keine klinischen Studien dazu vorliegen, sollte man Spermidin auf keinen Fall „pur" zu sich nehmen. Es besteht zum einen die Möglichkeit, dass Stoffe wie Spermidin in „reiner" Form gar nicht so effektiv wirken, wie sie es tun würden, wenn sie eingebunden in ihr natürliches molekulares Umfeld (in Nahrungsmitteln) aufgenommen werden. Auf der anderen Seite könnten bei einer hoch konzentrierten Anwendung auch unerwünschte Nebeneffekte auftreten, von denen man jetzt noch nichts ahnt.

> **Fazit**
>
> Je besser man versteht, welche molekularen Prozesse das Fasten anstößt, desto verführerischer erscheint die Vorstellung, über einen einzelnen Stoff, ein Medikament, einzugreifen: Lebensverlängerung per Pille sozusagen. Doch dieser Weg birgt Gefahren. Zumal man es meist mit sehr wirkungsvollen Substanzen zu tun hat, die in zahlreiche, womöglich noch unbekannte Lebensprozesse eingreifen.

Literatur

Bhukel A et al (2017) Spermidine boosts autophagy to protect from synapse aging. Autophagy 13:444–445

Brandhorst S et al (2015) A periodic diet that mimics fasting promotes multi-system regeneration, enhanced cognitive performance and healthspan. Cell Metab 22:86–99

Choi Y et al (2016) Diet mimicking fasting promotes regeneration and reduces autoimmunity and multiple sclerosis symptoms. Cell Rep 15(10):2136–2136

Eisenberg T et al (2016) Cardioprotection and lifespan extension by the natural polyamide spermidine. Nat Med 22(12):1428–1438

Ingram DK, Roth GS (2015) Calorie restriction mimetics: can you have your cake and eat it, too? Ageing Res Rev 20:46–62

Leslie M (2017) Five-day fasting diet could fight disease, slow aging. http://www.sciencemag.org/news/2017/02/five-day-fasting-diet-could-fight-disease-slow-aging. Zugegriffen am 11.08.2018

Longo V (2016) Fasting for longevity, cancer & multiple sclerosis. https://www.youtube.com/watch?v=d6PyyatqJSE. Zugegriffen am 11.08.2018

Madeo F et al (2018) Spermidine in health and disease. Science 359:2788

Michalsen A (2017) Heilen mit der Kraft der Natur. Insel, Berlin

Wahl D et al (2018) Future directions of resveratrol research. Nutr Healthy Aging 4:287–290

Wei M et al (2017) Fasting-mimicking diet and markers/risk factors for aging, diabetes, cancer, and cardiovascular disease. Sci Transl Med 9:377

Witte AV et al (2014) Effects of resveratrol on memory performance, hippocampal functional connectivity and glucose metabolism in healthy older adults. J Neurosci 3423:7862–7870

12

Fasten als Lebensprinzip

Einwilligend in den Wechsel bleibst du beständig. (Nelly Sachs, 1891–1970)

Zum Einstieg

Leben braucht den Wechsel zwischen Fülle und Verzicht. Das betrifft nicht nur die Nahrungsaufnahme, sondern auch andere Bereiche unseres Lebens, wie die Bewegung, die Kommunikation, den Schlaf. Im Rhythmus leben zwischen Zeiten der Aktivität und der Ruhe entspricht unserer Natur.

„Der ewige Wechsel ist eine notwendige Bedingung des Lebens überhaupt". Für dieses, dem französischen Philosophen Henri Bergson zugesprochene, Zitat liefert die Biologie eine Fülle an Belegen. Leben braucht Wechsel, braucht Wandlung, sonst wäre es kein Leben.

12.1 Leben ist Wechsel

Erst wenn das Getreidekorn auf den Boden gefallen ist, eine Wurzel durch die Samenschale getrieben hat und Wasser und Licht die Keimung voranbringen, kann aus dem wenige Millimeter großen Samenkorn eine neue Pflanze entstehen.

© Springer-Verlag GmbH Deutschland, ein Teil von Springer Nature 2019   **159**
U. Gebhardt, *Gesundheit zwischen Fasten und Fülle*,
https://doi.org/10.1007/978-3-662-57990-9_12

Der Roggen wächst in die Höhe und in die Tiefe, hat nach 4 Monaten 14 Millionen einzelne Wurzeln mit einer Gesamtlänge von 605 Kilometern ausgetrieben. Wachstum, Wandel pur.

Erst wenn Ei- und Samenzelle zusammenfinden, etwas Neues, die Zygote, entstehen lassen, kann daraus ein Lebewesen werden. Zellen vermehren sich, wachsen, spezialisieren sich zu Blut, Haut, Muskeln, Leber, Nieren und Nerven. Wird ein Menschenkind geboren, besteht sein Gehirn bereits aus 86 Milliarden Nervenzellen, die untereinander 100 Billionen Kontakte geknüpft haben. Wachstum, Wandel pur.

Die Veränderungen des Wachsens und Differenzierens sind Teil des zyklischen, sich ständig wiederholenden Wechsels. Die Pflanze, die aus einem Samenkorn entstanden ist, wird wieder Samen bilden, die in die Erde fallen. Der Mensch, das Tier, die ihren Anfang nahmen in einer befruchteten Eizelle, bilden Keimzellen, pflanzen sich fort und schenken einer neuen Generation das Leben.

Das Leben ist entstanden eingerahmt in die großen Wechsel dieser Erde: Tag und Nacht, Sommer und Winter, Ebbe und Flut. Alle Lebewesen auf unserem Planeten schwingen mit in diesem Wechsel. Das zeigt sich in ihrem Verhalten, in der Funktion der Organe und den Reaktionen der Moleküle.

Atmung

Mit 14 Atemzügen atmen wir in Ruhe jede Minute insgesamt etwa 7 Liter Luft ein und wieder aus. Einatmen können wir nur, wenn wir vorher ausgeatmet haben. Nur einatmen geht nicht. Die Lunge muss sich leeren, um wieder gefüllt zu werden. Beim Menschen funktioniert das nach dem Unterdruckprinzip. Der Brustkorb hebt sich, das Zwerchfell senkt sich, die Lunge hat mehr Platz, dehnt sich aus, ein Unterdruck entsteht, die Luft wird eingesogen, eingeatmet. Beim Ausatmen entspannt sich die Muskulatur, das Volumen der Lunge verkleinert sich, Luft wird nach außen gedrückt, ausgeatmet. Fülle und Leere im Wechsel.

Herzschlag

Bei normaler Belastung schlägt unser Herz jeden Tag etwa 100.000-mal. Spezialisierte Muskelzellen im Sinusknoten unseres Herzens geben den Takt vor. Der Herzmuskel arbeitet im stetigen Wechsel zwischen Entspannung und Anspannung, zwischen Diastole und Systole. Während der Diastole, die etwa 0,7 Sekunden andauert, füllen sich die linken und rechten Vorhofkammern des Herzens zunächst mit sauerstoffreichem bzw. sauerstoffarmem Blut. Durch die Entspannung öffnen sich die Segelklappen, das Blut fließt in die Hauptkammern des Herzens.

Während der Systole dagegen, die nur 0,3 Sekunden dauert, zieht sich zunächst die Muskulatur in den Vor- und dann in den Hauptkammern zusammen, das Blut wird in die Lungenschlagader, den Lungenkreislauf und die Hauptschlagader (Aorta), den Körperkreislauf, gedrückt. Täglich fließen auf diese Weise 14.000 Liter Blut durch unser Herz.

Pulsierende Nervennetze

Ein Nervensignal wird als elektrischer Impuls, als Aktionspotenzial, weitergegeben. Winzige Natrium- und Kaliumkanäle entlang der Nervenmembranen öffnen und schließen sich blitzschnell, die Spannungsverhältnisse an der Membran verändern sich kurzzeitig, und der elektrische Impuls breitet sich in wenigen Millisekunden von der einen zur nächsten Nervenzelle aus. Ein Aktionspotenzial kann es nur geben, wenn es vorher ein Ruhepotenzial gab.

Ein EEG, eine Hirnstrommessung, macht die elektrischen Impulse riesiger Nervennetze sichtbar. Wir sehen, das ganze Gehirn schwingt und wummert in einem wellenförmigen

Rhythmus, ein Auf und Ab der elektrischen Aktivität, ähnlich einer La-Ola-Welle im Fußballstadion (Korte 2017). Beta-Wellen steigen und fallen 13- bis 30-mal in der Sekunde, wenn wir uns angeregt unterhalten. Schnelle Gamma-Wellen begleiten einen Geistesblitz (30 bis 100 Wellenberge pro Sekunde), träge Delta-Rhythmen (höchstens 4 Wellenberge pro Sekunde) tauchen während des Tiefschlafs auf, etwas schnellere Theta-Wellen (4 bis 7 Wellenberge pro Sekunde) beim Träumen.

Das Leben braucht den Wechsel, arbeitet mit dem Wechsel, ist Wechsel – bis ins Kleinste.

12.2 Wie wir tatsächlich leben

Uns geht es heute richtig gut. Der Kühlschrank ist meist voll, es gibt warmes Wasser, Heizungen, die auch im Winter für Wohlfühltemperaturen sorgen, und elektrisches Licht, das die Dunkelheit erhellt. Wir leben im ewigen Sommer und essen dabei ständig so, als würden wir uns auf den Winterschlaf vorbereiten (Stevenson et al. 2015).

In einer Welt der scheinbar unbegrenzten Möglichkeiten, wo es „immer alles" und „immer alles gleich" gibt, bleiben die notwendigen Wechsel zwischen Wachen und Schlafen, zwischen Bewegung und Ruhe, zwischen Essen und Verdauen, zwischen Essen und Verzicht, aus oder flachen ab, gleichen sich an, die Balance geht verloren, mit Folgen für Seele und Körper, für Herz und Hirn.

Lebensfördernde Ordnung
Bewegung und Ruhe, Schlafen und Wachen, Essen und Trinken, Licht und Luft, die Ausscheidungen und die Affekte – in diesen sechs Bereichen müsste nach Ansicht des griechischen Arztes *Galenos von Pergamon*, (kurz Galen, etwa 129–216), eine „richtige", lebensfördernde Ordnung

herrschen, um Gesundheit zu erhalten, Krankheit zu vermeiden. Galens Medizin nimmt das Prinzip des Wechsels auf. Bewegung und Ruhe, beides zu seiner Zeit; Schlafen und Wachen, beides zu seiner Zeit, alle Bereiche innerhalb und zueinander in der Balance.

Im Krankheitsfall standen in der Antike nicht Operationen oder Medikamente an erster Stelle, sondern die Diätetik. Das Wort „Diät" stammt aus dem Griechischen „dìatita" und meint – viel mehr als nur die Ernährung – eine Lebensweise, die die Gesundheit von Körper und Seele fördert. Wenn also Johann Wolfgang von Goethe in seiner „Italienischen Reise" schreibt: „Ich lebe sehr diät und halte mich ruhig, damit die Gegenstände keine erhöhte Seele finden, sondern Seele erhöhen", spricht er nicht nur von seinen Makkaroni und dem heiß geliebten Sardellensalat, sondern meint, ganz im Sinne der Antike, seinen Lebenswandel insgesamt.

Wir haben uns in den letzten 11 Kapiteln hauptsächlich mit dem Essen bzw. dem zeitweiligen Verzicht darauf beschäftigt. Diesen Bereich unseres Lebens kann man nicht losgelöst und isoliert betrachten. Was, wie und wann wir essen, beeinflusst immer auch die anderen fünf Lebensbereiche, die Galen nennt, unsere Aktivitäten, den Schlaf, die Ausscheidungen, unsere Gemütslage. Alle diese Bereiche beeinflussen ihrerseits wiederum unser Essverhalten.

Was für das Essen gilt, gilt auch für die anderen Lebensbereiche:

Viel mehr noch als auf das „Weniger" kommt es bei allem auf den Wechsel zwischen dem „Weniger" und dem „Mehr" an.

Wir brauchen das Licht *und* die Dunkelheit; wir brauchen Ruhe *und* Bewegung; wir brauchen das Hören, die (akustische) Anregung für den Geist *und* die Stille. Das klingt banal, doch die drei folgenden Alltagsbeispiele – Licht, Laufen, Lärm – zeigen, wie schwer es uns häufig fällt, eben gerade dieses Banale als ein Teil unseres Seins zu respektieren.

Licht

Während früher die natürlichen Lichtverhältnisse den Tag strukturierten, in Aktivitäts- und Ruhephasen einteilten, gibt es heute elektronisches Licht, künstliche Sonnen, die die Nacht zum Tag machen. Das ist wunderbar. Dennoch wirkt sich das Dauerlicht nicht unbedingt positiv auf unseren Körper aus. Ein Tag dauert für unsere innere Uhr nicht exakt 24 Stunden. Jeden Tag wird diese Uhr über die Lichteinstrahlung mit der tatsächlichen Tages- und Nachtdauer abgeglichen und nachgestellt, damit wir im Rhythmus bleiben; schlafen, wenn es Nacht ist, und wach sind am Tag.

Das Dauerlicht bringt die natürlichen (Hormon-)Rhythmen unseres Körpers durcheinander. Eigentlich sinkt in der Nacht, beginnend etwa ab Sonnenuntergang, die Körpertemperatur ab, der Stoffwechsel verlangsamt sich, der Appetit flaut ab, eine gewisse Schläfrigkeit stellt sich ein, und die Menge des Hormons Melatonin im Blut steigt stark an. Der kurzwellige Blaulichtanteil im Tageslicht hemmt die Melatoninproduktion, sodass wir zusammen mit dem Sonnenaufgang in einen aktivierten aufmerksamen Zustand geraten. So sollte es sein. Kerzenlicht beispielsweise stört das natürliche Auf und Ab des Melatonins nicht, wohl aber elektrisches Licht, besonders das hell strahlende LED-Licht.

Wie das künstliche Licht auf uns, auf unser System wirkt, machen wir uns meist überhaupt nicht klar. Der Schlafforscher Charles A. Czeisler von der Harvard Medical School vergleicht das Licht mit einem billigen Arzneistoff. Jedesmal, wenn wir eine Lampe einschalteten, sei es so, als nähmen wir ungewollt ein Medikament ein, das beeinflusst, wie wir schlafen und wie wir am nächsten Tag wieder aufwachen (Hanson 2014).

Wo es dank LED taghell ist und Bildschirme bis spät in die Nacht hinein flackern, leidet der Schlaf. Immer effizientere Lampen machen es spürbar heller, nicht nur in den eigenen Räumen. Messdaten von Satelliten zeigen, dass die

Stärke der Beleuchtung und auch die Größe der beleuchteten Fläche in Deutschland in den letzten 5 Jahren deutlich zugenommen hat. Weltweit steigt die Intensität der künstlichen Beleuchtung aktuell im Durchschnitt in jedem Jahr um etwa 2 %. Unter der Lichverschmutzung leiden Mensch und Tier, Vögel beeinflusst sie beispielsweise in ihrem Zugverhalten, Insekten schwärmen aus zu all den künstlichen, für sie tödlichen Sonnen, nachtaktive Tiere werden massiv gestört. Und der Mensch liegt wach (Kyba et al. 2017).

Für das Überleben auf der Erde sei die Zerstörung der Nacht genauso bedrohlich wie die Vergiftung von Luft und Wasser, schreibt der Mediziner Richard Stevens (Stevens 2018).

Wer (zu) wenig schläft, hat ein schlappes Immunsystem (Gebhardt 2009). Wer zu wenig schläft, schadet seinem Gehirn. Laut einer Studie mit 20 gesunden Testpersonen hat bereits eine schlaflose Nacht ungute Folgen (Shokri-Kojori et al. 2018). Als Nora Volkow und ihre Kollegen vom Laboratory of Neuroimaging der NIH im US-amerikanischen Bethesda die übermüdeten Probanden in den Hirnscanner schoben, ergaben sich im Vergleich zu ausgeschlafenen Kontrollpersonen deutliche Veränderungen. Das mit der Alzheimer-Erkrankung in Zusammenhang stehende Amyloid-Beta-Protein war nicht ausreichend beiseite geräumt worden, sondern hatte sich im Hypothalamus und im Thalamus des Gehirns angesammelt. Die Studie bestätigt frühere Vermutungen, nach denen ein chronischer Schlafmangel die Amyloid-Beta-Last im Gehirn erhöht.

Laufen

Bewegungsmangel macht krank, andauernde (innere) Ruhelosigkeit auch. Das alte Ehepaar, das am Freitagabend, als es nicht mehr ganz so voll ist, ins Fitness-Studio kommt, macht es anders. Die Frau mit dem runden Gesicht und der schwarzen Brille läuft unsicher, ein wenig tapsend umher. Wo sind die Umkleidekabinen, ist das meine Gymnastikhose, was fange ich mit all den Zahlen auf der Karteikarte an? Ihr weißhaariger Begleiter lotst sie von Gerät zu Gerät. Die beiden sind gemeinsam aktiv. So, wie es jetzt eben noch geht. Sie können nicht verhindern, dass die Demenz voranschreitet, aber die Geschwindigkeit, mit der sie es tut, verlangsamen.

Durch Sport werden ähnliche Prozesse in Gang gebracht wie durch das Fasten. Fasten und Bewegung fördern unsere Denkfähigkeit, die Kognition. Das Gehirn ist besser durchblutet, Wachstumsfaktoren werden ausgeschüttet, BDNF für das Nervenwachstum, VEGF („vascular endothelial growth factor") für die Blutgefäßbildung, die Neubildung von Mitochondrien angeregt, mehr Spermidin ausgeschüttet und die Autophagie angeregt, wodurch der Zellschrott besser abgeräumt wird und die (Nerven-)Zelle besser „funktioniert" (Meeusen 2014).

In einer Untersuchung mit 120 alten Menschen zeigte sich, was ein regelmäßiges Ausdauertraining nicht nur für Herz und Muskeln, sondern auch dem Gehirn bringt. Die sportlichen Probanden schnitten bei Tests zum räumlichen Gedächtnis besser ab als zu Zeiten vor ihrer Ertüchtigungsphase bzw. als Kontrollpersonen, was sich strukturell auch in ihrem Gehirn abzeichnete. Der Hippokampus hatte nach einem Jahr Sport rund 2 % an Volumen zugelegt. Das entspricht in etwa dem Volumen an Hirnmasse, das ein alter Mensch im Durchschnitt in 1 bis 2 Jahren verliert. Bewegung kann also den altersbedingten Neuronenverlust abschwächen (Erickson et al. 2011).

Die Realität sieht so aus: Mehr als jeder dritte Deutsche bewegt sich extrem wenig, weniger als eine halbe Stunde am Tag, wir gehen im Durchschnitt nur 700 Meter am Tag und sitzen dafür siebeneinhalb Stunden, am Schreibtisch, im Auto, auf dem Sofa (Schüren 2014).

Lärm

Ruhig ist es eigentlich selten. Wer in der Großstadt lebt, hört von frühmorgens bis spätabends die Geräuschkulisse unserer mobilen Gesellschaft, Lärm von Autos, Zügen, Flugzeugen. Breaking News und Benachrichtigungen auf dem Smartphone machen geräuschvoll auf sich aufmerksam, über dem Tag liegt die „Musik" des geschäftigen Treibens. Herz und Kreislauf leiden unter der Dauerbeschallung, weil permanent Stresshormone ausgeschüttet werden. Auch das Gehirn braucht Stille, aber auch den Wechsel zwischen akustischer Anregung und Stille, denn beide stimulieren das Gehirn, neue Nervenzellen zu bilden (Kirste et al. 2015).

Wir brauchen die Stille für unser Wohlbefinden, um uns zu konzentrieren, nachzudenken, kreativ zu sein. Wer immer nur reagiert auf die akustischen Anfragen der Umwelt, wird ruhe- und einfallslos. Der Hirnforscher Ernst Pappel rät zur Meditation, um den ständigen Kommunikationsfluss auch einmal zu unterbrechen. Kreativität sei ein wichtiges Merkmal ausgeglichener Menschen. Wer nur noch erledige und abarbeite, brauche definitiv eine (Ruhe-)Pause. Stille sei Urlaub fürs Gehirn (Braun 2010).

12.3 Was das mit unserem Gehirn macht

Unser Gehirn mag den Wechsel, das haben wir an verschiedenen Stellen in diesem Buch immer wieder gesehen. Zu den Dingen, die die Nervenzellen beleben und vor Schäden schützen, gehören:

* Fasten bzw. ein gesunder, natürlicher, selbstbewusster Umgang mit Ernährung (bei dem man seinem Körper zutraut, dass der Zustrom an Naturalien auch einmal unterbrochen werden kann),

* Sport, Bewegung und
* ein intellektuell herausfordernder Lebensstil.

Wenn wir aber andauernd das Gegenteil tun, uns rasch am Drive-In mit dem Burger versorgen, nebenbei und immer kauen, uns wenig bewegen und keine echten geistigen Herausforderungen suchen, passiert auch das Gegenteil, der Geist wird müde und erlahmt.

Die Alzheimer-Demenz wurde lange Zeit als unausweichliche Folge einer gewissen genetischen Anfälligkeit und des Immer-älter-Werdens gesehen. Aktuelle Forschungen stützen diese Ansicht nicht mehr (Qiu und Fratiglitioni 2018; Luck und Riedel-Heller 2016; Mayer et al. 2018).

Inzwischen geht man von mindestens 9 veränderbaren Risikofaktoren aus, die die Wahrscheinlichkeit einer Demenz beeinflussen.

Zu den veränderbaren Risikofaktoren einer Demenz zählen:

* der Diabetes Typ 2,
* Bluthochdruck,
* Fettleibigkeit,
* Bewegungsmangel,
* Depressionen,
* Rauchen,
* mangelnde Bildung in der Jugend,
* ein Hörverlust im mittleren Lebensalter und
* die soziale Isolation.

Altern ohne Demenz ist ein erreichbares Ziel. Rund ein Drittel aller Fälle (in Europa wären das aktuell 3 Millionen Erkrankte) ließen sich durch einen veränderten Lebensstil verhindern (Sohn 2018).

12.4 Ein Leben zwischen Fülle und Fasten

Wir leben in einer Zeit, die uns auffordert und die die Möglichkeiten bietet, immer aktiv zu sein, 24 Stunden am Tag, 7 Tage die Woche. Dabei würden die Rhythmen verloren gehen, die noch die Lebenszeit unserer Großeltern geordnet und strukturiert hätten, sagt die niederländische Philosophin Marli Huijer (2011).

Die globalisierte Zeit sei eine zeitlose Zeit, mit der tatsächlichen vor Ort habe sie, so Huijer, nichts mehr zu tun. Dank Internet geht heute immer alles, überall, das bietet Chancen, aber hat eben auch Risiken. Soziale Rhythmen gingen verloren, und der Verlust des sozialen Zusammenhalts drohe. Wer glaube, all die flexiblen Möglichkeiten in der Gesellschaft führten zu einer effizienteren Zeitnutzung, täusche sich, sagt die Philosophin. Das Gegenteil sei der Fall. Der Nutzen von Rhythmen ginge verloren – Rhythmen ordnen die Zeit und strukturieren sie, und genau das sei es, was uns produktiver mache.

Wer bewusst rhythmisch lebt, nicht gleichförmig – dauerhaft aktiv oder dauerhaft inaktiv – sondern Phasen der Bewegung, des Essens, des Konsumierens, des Redens, Agierens bewusst abwechselt mit Phasen der Ruhe, der Verdauung, des Verzichts, der Stille, des Lassens, wird tiefer, bewusster, gesünder leben.

Wem dies gelingt, wird womöglich auch spüren, dass sich hinter dem „Allezeit" und „Immer mehr", ein Mangel, eine Leere verbirgt, die kein Essen, kein Konsum dieser Welt stillen kann. Der französische Soziologe Jean-Claude Kaufmann schreibt, der Nahrungsreflex sei zwar geeignet, einen leeren Magen zu füllen. Nicht aber das Bedürfnis nach Liebe und Glück, das sei unendlich und könne niemals wie ein einfacher Hunger gestillt werden (Kaufmann 2006).

Das spüren immer mehr Menschen. Fast die Hälfte junger Frauen und Männer zwischen 14 und 29 will nach einer Umfrage bewusster haushalten und deutlich weniger konsumieren, fast die Hälfte der Menschen aller Altersgruppen sich gesünder ernähren (Emnid-Umfrage 2018). Der Wille zum Verzicht, der Wunsch danach, hat vielleicht tiefe Wurzeln. Womöglich kämen unser Gehirn, unsere Neurobiologie, unser Geist mit Grenzen, mit Endlichkeit, mit weniger viel besser klar, vermutet Stefan Brunnhuber (2016).

> **Fazit**
>
> Geschaffen für den Wechsel. Auch, wenn wir es oft nicht wahrhaben wollen und uns immer wieder isolieren in einer künstlichen, scheinbar sicheren Welt: Wir sind Teil eines großen Netzwerks, Teil dieser natürlichen Welt, wir atmen mit ihr ein und aus. Wir können uns gar nicht absondern. Unser Körper weiß das, hören wir auf ihn.

Literatur

Braun J (2010) Stille ist wie Urlaub fürs Gehirn. ZEIT online. https://www.zeit.de/reisen/2010-02/interview-poeppel-stille. Zugegriffen am 15.08.2018

Brunnhuber S (2016) Das Neue entsteht im Denken. Werte und Wandel. https://werteundwandel.de/inhalte/das-neue-entsteht-im-denken-interview-mit-stefan-brunnhuber/. Zugegriffen am 16.08.2018

Emnid-Umfrage (2018) Und was würden Sie gern in Ihrem Leben ändern? Chrismon 4:9

Erickson KI et al (2011) Exercise training increases size of hippocampus and improves memory. PNAS 108:3017–3022

Gebhardt U (2009) Schlaf ist die beste Medizin. Neue Zürcher Zeitung. https://www.nzz.ch/schlaf_ist_die_beste_medizin-1.2087831. Zugegriffen am 15.08.2018

Hanson D (2014) Drowning in light – Technology has fed our addiction to light, and might help us end it. Nautilus 11. http://nautil.us/issue/11/light/drowning-in-light. Zugegriffen am 15.08.2018

Huijer M (2011) Life rhythms 24/7 Society. https://www.youtube.com/watch?v=2LB4VZHIHMo. Zugegriffen am 16.08.2018

Kaufmann JC (2006) Kochende Leidenschaft – Soziologie vom Kochen und Essen. UVK, Konstanz

Kirste I et al (2015) Is silence golden? Effects of auditory stimuli and their absence on adult hippocampal neurogenesis. Brain Struct Funkt 220:1221–1228

Korte M (2017) Wir sind Gedächtnis – Wie unsere Erinnerungen bestimmen, wer wir sind. DVA, München

Kyba CCM et al (2017) Artificially lit surface of earth at night increasing in radiance and extent. Sci Adv 3(11):e1701528

Luck T, Riedel-Heller SG (2016) Prevention of Alzheimer's dementia in Germany: a projection of possible potential of reducing selected risk factors. Nervenarzt 87:1194–1200

Mayer F et al (2018) An estimate of attributable cases of Alzheimers disease and vascular dementia due to modifiable risk factors. Dement Geriatr Cogn Disord Extra 8:60–71

Meeusen R (2014) Exercise, nutrition and the brain. Sports Med 44:S47–S56

Qiu C, Fratiglitoni L (2018) Aging without dementia is achievable: current evidence from epidemiological research. J Alzheimers Dis 62:933–942

Schüren S (2014) So(un)sportlich sind die Deutschen. Die WELT. https://www.welt.de/sonderthemen/deutschland-be-wegt-sich/article128922556/So-un-sportlich-sind-die-Deutschen.html. Zugegriffen am 15.08.2018

Shokri-Kojori E et al (2018) beta-Amyloid accumulation in the human brain after one night of sleep deprivation. PNAS 115:4483–4488

Sohn E (2018) How the evidence stacks up for preventing Alzheimer's disease. Nature 559:S18–S20

Stevens RG (2018) How the marvel of electric light became a global blight to health. Aeon https://aeon.co/ideas/how-the-marvel-of-electric-light-became-a-global-blight-to-health. Zugegriffen am 15.08.2018

Stevenson TJ et al (2015) Disrupted seasonal biology impacts health, food security and ecosystems. Proc R Soc London, Ser B 282:20151453

Stichwortverzeichnis

© Springer-Verlag GmbH Deutschland, ein Teil von Springer Nature 2019   **173**
U. Gebhardt, *Gesundheit zwischen Fasten und Fülle*,
https://doi.org/10.1007/978-3-662-57990-9

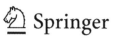
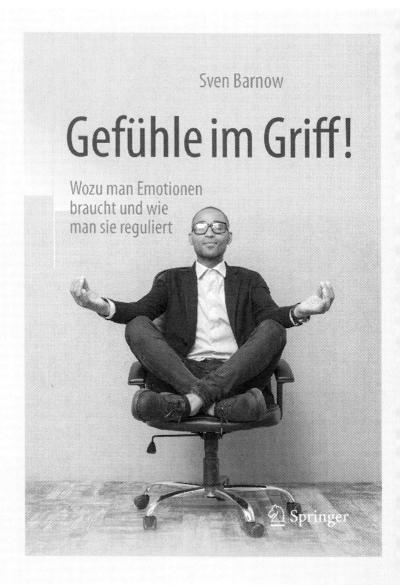

Printed in the United States
By Bookmasters